AUS DEM TIERSEUCHENINSTITUT DER LANDWIRTSCHAFTSKAMMER
FÜR DIE PROVINZ SCHLESWIG-HOLSTEIN (VORSTEHER DR. KIESSIG)

UNTERSUCHUNGEN ÜBER DAS VORKOMMEN VON GENITALTUBERKULOSE BEI RINDERN MIT OFFENER LUNGENTUBERKULOSE

INAUGURAL-DISSERTATION

ZUR

ERLANGUNG DER WÜRDE

EINES

DOCTOR MEDICINAE VETERINARIAE

DER

TIERÄRZTLICHEN HOCHSCHULE

BERLIN

VORGELEGT

VON

RICHARD NIMZ
SCHLACHTHOFTIERARZT IN KIEL

SONDERABDRUCK AUS DEM
„ARCHIV FÜR WISSENSCHAFTLICHE UND PRAKTISCHE TIERHEILKUNDE", BD. 53

SPRINGER-VERLAG BERLIN HEIDELBERG GMBH 1925

Berlin, den 28. März 1925

Gedruckt mit Genehmigung der Tierärztlichen Hochschule zu Berlin

Referent: Professor Dr. Schöttler

ISBN 978-3-662-39079-5 ISBN 978-3-662-40060-9 (eBook)
DOI 10.1007/978-3-662-40060-9

Herrn Dr. Kiessig
in Dankbarkeit
gewidmet

Die starke Ausbreitung der Tuberkulose in unseren Viehbeständen hat dazu geführt, seit Jahrzehnten den Kampf gegen diese Seuche mit allen Mitteln, die uns Wissenschaft und Praxis zur Verfügung stellen, zu führen, um die Schäden, die das deutsche Nationalvermögen durch sie erleidet, so weit wie möglich zu mildern, und die Verluste in erträglichen Grenzen zu halten. Wie ungeheuer diese Verluste sind, die alljährlich durch die Seuche entstehen, läßt sich zahlenmäßig kaum ausdrücken. Man kann wohl aus den Beanstandungen auf den Schlachthöfen Deutschlands, die wegen Tuberkulose erfolgt sind, die entstandenen Verluste berechnen, „der Verlust aber, den die Tuberkulose vom Beginn der Infektion an bis zur Schlachtung durch schlechte Verwertung des Futters, ungenugende Zucht- und Milchleistung, Verringerung der Nutzungsdauer infolge von Notschlachtung und Tod herbeigeführt, läßt sich auch nicht annähernd feststellen"[1]).

v. Ostertag[1]) hat sich hierüber auf dem internationalen Kongreß für Rindviehzucht im Haag im September 1923 wie folgt geäußert: „Das eine aber ist gewiß, daß sich der gesamte Verlust zu einem ganz gewaltigen Betrage anhäuft, da er sich bei einer sehr großen Zahl von Tieren geltend macht, bei der täglichen Fütterung als Ausfall in Erscheinung tritt und durch den schleichenden Verlauf sich über Jahr und Tag erstreckt."

Welche gewaltige Mengen von Nahrungsmitteln dem Volke durch diese Seuche verloren gehen, geht aus den bereits oben erwähnten Beanstandungen auf den Schlachthöfen hervor. Allein auf dem Kieler Schlachthof waren von den im Jahre 1924 geschlachteten 16 192 erwachsenen Rindern 3488 tuberkulös; das entspricht einem Prozentsatz von 21,5%. Nehmen wir nun die einzelnen Gattungen, so ergeben sich folgende Zahlen:

Von 75 Ochsen waren 50 = 66,6% tuberkulös.
Von 294 Bullen waren 116 = 39,5% tuberkulös.
Von 7847 Jungrindern waren 314 = 4,1% tuberkulös.
Von 7976 Kühen waren 3008 = 37,7% tuberkulös.
Von 34 939 Schweinen waren 917 = 2,6% tuberkulös.

Hieraus ist zu ersehen, welche enormen Zahlen schließlich als Endresultat zu verzeichnen sind, wenn man sie auf das ganze Deutsche Reich überträgt. Sie sind mit mehreren Millionen Mark sicher nicht zu gering veranschlagt. Jedenfalls ist es unter Berücksichtigung dieser außerordentlich hohen Zahlen verstandlich, daß der Kampf gegen die Tuberkulose der Rinder seit Jahrzehnten mit Zahigkeit geführt worden ist.

Nachdem *Koch* durch die Entdeckung und Züchtung des Tuberkelbacillus positive Grundlagen zu weiterer Erfolg versprechender Arbeit in dieser Richtung gelegt hat, war es zuerst *v. Behring*, der eine aktive Immunisierung der Rinder durch Schutzimpfung versuchte.

v. Behring[2]) ging bei der Begründung seines Verfahrens von der Anschauung aus, daß die Erreger der menschlichen und der Rindertuberkulose Varietaten einer und derselben Bacillenart darstellen. *v. Behring* beabsichtigte eine Immunisierung mit der weniger virulenten Varietat, dem menschlichen Tuberkelbacillus, gegen eine Infektion mit der virulenteren, dem Rindertuberkelbacillus. Nach einer Reihe von Vorversuchen empfahl er für die Zwecke der Praxis die Verwendung einer 4—6wöchigen Serumkultur, die aus einem Falle von Lungentuberkulose des Menschen stammte und die zur Zeit der ersten Veröffentlichung *v. Behrings* über sein Schutzimpfverfahren gegen die Rindertuberkulose $6^1/_2$ Jahr lang auf Glycerinbouillon fortgezüchtet worden war.

Nach der ersten Anweisung soll von dieser Kultur 0,001 g, aufgeschwemmt in 2 ccm physiologischer Kochsalzlösung, einem auf Tuberkulin nicht reagierenden Rinde im Alter von 5—7 Monaten intravenös eingespritzt werden. 4 Wochen später erhält das so vorbehandelte Rind eine 25mal größere Dosis, also 0,025 g derselben Kultur in 10 g physiologischer Kochsalzlösung, ebenfalls intravenös eingespritzt. Dies Verfahren wurde später auf Grund der gemachten Erfahrungen verschiedentlich abgeändert.

Koch, Schütz, Neufeldt und *Mießner*[3]) benutzten zu ihren Impfungen sowohl abgeschwächte Perlsuchtbacillen, als auch verschiedene Stamme menschlicher Tuberkelbacillen, die in Mengen von 1—3 cg gesunden Tieren eingespritzt, eine Immunisierung der geimpften Tiere bewirken sollten.

Die von *Heymanns*[4]) in Gent eingeführte Schutz- und Heilimpfung der Rinder gegen die Tuberkulose besteht in der subcutanen Einführung lebender und virulenter, in Schilfsäckchen eingeschlossener Menschen- oder Rindertuberkelbacillen in trockener Form.

Klimmer[5]) benutzte, um die dem Bovovaccin anhaftende Gefährlichkeit für Mensch und Tier zu vermeiden, bei dem von ihm empfohlenen Schutzimpfverfahren thermisch abgeschwächte, selbst für Meerschweinchen nicht mehr virulente Menschen- und avirulente Kaltblütertuberkelbacillen in wässeriger Aufschwemmung (Antiphymatol). Den ersten Impfstoff bezeichnet er als T. W., den letzteren A. V. Die Impfmenge beträgt für alle Tiere 5 ccm. Die Impfung, die subcutan ausgeführt wird, soll alljährlich wiederholt werden. Neben der Impfung empfiehlt *Klimmer* noch hygienische Maßregeln.

In neuester Zeit wird zur Immunisierung der Rinder gegen Tuberkulose ein Verfahren angewendet, das in der intracutanen Einverleibung von Tuberkulin besteht. Bei dieser Ponndorf-Impfung wird neben dem Kreuzbein die Haut geschoren und auf einer Fläche von Handtellergröße werden mit einer besonderen Impfgabel etwa 2—3 cm lange Schnitte angelegt. Letztere dürfen nur so tief angelegt werden, daß gerade eine capilläre Blutung auftritt. Auf diese Wundfläche wird Tuberkulin eingerieben. Die Reaktion tritt zwischen dem 2.—5. Tag auf, kann aber meist noch nach 8 Tagen erkannt werden. Reaktionen sind Hautentzündungen verschiedenen Grades, daneben Störungen des Allgemeinbefindens.

Nachdem die Ergebnisse der obigen Impfmethoden bis auf die Ponndorfsche, die noch neu ist und noch näherer Prüfung bedarf, in der Praxis wenig erfolgreich sich gestaltet hatten, suchten *Bang* und *v. Ostertag* die Seuche auf andere Weise zu bekämpfen.

Bang[6]) berichtete im Jahre 1896 über die Erfolge mit seinem Tilgungsverfahren der Tuberkulose der Rinder, das sich ebenfalls auf die Verwendung des Tuberkulins gründet. Es besteht im wesentlichen in der Absonderung der reagierenden Tiere von den nichtreagierenden, in der Abschlachtung der offenbar erkrankten Tiere, in der Vermeidung der Ansteckung der Kälber mittels der Milch durch ausreichende Erhitzung derselben und der Desinfektion des Stalles der gesunden Tiere. Die gesunde Abteilung der Tiere soll zweimal jährlich mit Tuberkulin geimpft werden.

Die Durchführung des Bangschen Verfahrens stößt in Deutschland auf unüberwindliche Hindernisse. Da bei uns ca. 80% aller Rinder auf Tuberkulin reagieren, dieses Diagnosticum aber auch die kleinsten, völlig abgekapselten, daher unschädlichen, tuberkulösen Herde anzeigt, müßte demgemäß eine große Anzahl von Tieren ausgemerzt werden, die noch völlig zuchttauglich ist. Ganz abgesehen von den unendlichen wirtschaftlichen Schäden, die ein solches Vorgehen bedingen würde, müßte in Deutschland das Verfahren auch vom züchterischen Standpunkte aus abgelehnt werden.

Dagegen hat *v. Ostertag*[7]) ein Verfahren ausgearbeitet, das die Ausmerzung aller offenen Tuberkuloseformen bezweckt. Die bisherige Durchführung des Verfahrens hat nun das Ergebnis gezeigt, daß in der Hauptsache die Fälle von offener Lungen- und Eutertuberkulose ermittelt wurden, während die Genitaltuberkulose nur einen ganz geringen Prozentsatz der ausgemerzten Tiere ausmachte. Bei der klinischen Untersuchung eines Bestandes wurde bisher wohl allgemein so vorgegangen, daß sämtliche vorhandenen Tiere auf Lungen-, Euter- und Darmtuberkulose untersucht wurden, daß dagegen die systematische Prüfung der Tiere auf etwaige Veränderungen im Genitaltraktus nur in dringendsten Fällen zur Ausführung gelangte. Auch die viehseuchenpolizeiliche Anordnung spricht sich in der Anweisung für die tierärztliche Feststellung der Tuberkulose dahin aus, daß lediglich bei *Verdacht* der Gebärmuttertuberkulose eine innere Untersuchung per rectum durchzuführen ist.

Über die Durchführung des *v. Ostertag* schen Tuberkulose-Tilgungsverfahrens sind zahlreiche Veröffentlichungen erfolgt. Aus allen ergibt sich die oben festgestellte Tatsache, daß Genitaltuberkulose nur außerst selten Grund zur Ausmerzung offen tuberkulöser Rinder war. In Schleswig-Holstein[8]) wurden im Jahre 1912 von 12 445 klinisch untersuchten Rindern 4 als uterustuberkulös festgestellt. Es entspricht dieses einem Prozentsatz von 0,032%. Im Jahre 1913 betrug dieser Prozentsatz 0,006%. Nahezu alle in dieser Beziehung veröffentlichten Statistiken geben ungefähr dieselben Zahlen.

So wurden nach *Rautmann*[9]) im Jahre 1923 von 70 237 untersuchten Tieren nur 12 mit Gebärmuttertuberkulose ermittelt, was einem Prozentsatz von 0,017% entspricht.

Aus diesen Zahlen müßte gefolgert werden, daß die Gebärmuttertuberkulose beim Rinde verhältnismäßig selten vorkommt. Sowohl aus früheren Literaturangaben als auch aus den in der letzten Zeit ausgeführten Untersuchungen geht indessen hervor, daß diese Ansicht doch wohl nicht zu Recht besteht. Wir müssen vielmehr annehmen, daß Tiere mit Lungentuberkulose weit häufiger gleichzeitig an Genitaltuberkulose leiden, als angenommen wird.

Schon *Lungwitz*[10]) sagte im Jahre 1897, daß „die Tuberkulose des Uterus bei unseren Rindern keine seltene Erscheinung bilde."

Augst[11]) fand bei 34 Kühen, die wegen Sterilität notgeschlachtet werden mußten, 31 mit Uterustuberkulose behaftet. Die Uterustuberkulose war in allen Fällen bis auf einen mit Tuberkulose anderer Organe, besonders des Peritoneums, vergesellschaftet. Bezüglich des einen Falles schreibt er, daß es sich hier um eine zufällige Notschlachtung einer Handelskuh handelte, die im submukösen Uterusgewebe unendlich viele hirsekorngroße Knötchen und auf der Mucosa zahlreiche tuberkulöse Geschwüre zeigte. „Es muß also hier eine Infektion durch den Bullen stattgefunden haben." Er folgert hieraus, daß die Uterustuberkulose sekundärer Natur ist, gibt aber ebenso die Möglichkeit zu, daß die Uterustuberkulose der primäre und die Tuberkulose der anderen Organe, insbesondere des Peritoneums, das sekundäre darstellt.

Ausführliche klinische Beobachtungen hat *Heß*[12]) über die Uterustuberkulose veröffentlicht. In sämtlichen von ihm beobachteten Fällen fanden sich auch die Symptome einer allgemeinen Tuberkulose vor, d. h. chronische Abmagerung, Dyspepsie, Husten und Anschwellung der Kehlgangslymphdrüsen, der Bug-, Knie- und Sacrallymphdrüsen. Das in bezug auf Aussehen sehr variierende Scheidensekret war trüb, schleimig-eitrig, grünlich-eitrig, gelb, eitrig-jauchig, stinkend und mit Blutpunkten vermischt.

Nach *v. Ostertag*[13]) sind bei genereller Tuberkulose häufig die Genitalapparate erkrankt. Auf 100 Fälle allgemeiner Tuberkulose kommen 65 Fälle von Gebärmuttertuberkulose.

Heymann[14]). Von 170 Rindern wurden 67 = 39,4% bei der Schlachtung tuberkulös befunden. 59 Tiere litten an Lungentuberkulose. Von diesen 59 Tieren hatten 18 = 31% Gebärmuttertuberkulose.

Vogt[15]) hat die Frage geprüft, wie häufig im Gefolge der Serosentuberkulose des Bauchfells eine Tuberkulose des Eileiters vorkommt. Von 562 geschlachteten Kühen waren 44, d. h. 8%, mit Serosentuberkulose behaftet. Von diesen 44 Kühen mit Bauchfelltuberkulose fanden sich 20 mit Eileitertuberkulose.

Wie also die vorstehenden Literaturangaben zeigen, sind die Erkrankungen an Genitaltuberkulose weit häufiger als früher angenommen wurde. Es ist dies von besonderer Bedeutung für die Bekämpfung der offenen Tuberkulose nach *v. Ostertag*. Infolge der Feststellung dieser Tatsache müßte folgerichtig gefordert werden, daß, um alle vorkommenden Fälle von Genitaltuberkulose erfassen zu können, auch alle Tiere der systematischen Untersuchung per rectum unterworfen werden müssen.

Auch für die Untersuchungen gelegentlich der Bekämpfung der Sterilität bei den Rindern ist die Frage der Häufigkeit des Vorkommens der Genitaltuberkulose von besonderer Bedeutung. Hier kommt es darauf an, evtl. vorhandene Tuberkulose des Genitaltraktus möglichst frühzeitig festzustellen, damit einmal solche Tiere als Infektionsquelle baldmöglichst eliminiert, andererseits aber noch möglichst günstig verwertet werden können.

Von Wichtigkeit ist in diesen Zusammenhängen die Frage, ob die Genitaltuberkulose in der Regel im Rinderkörper als alleinige Krankheit auftritt, oder ob und wie oft sie mit anderen offenen Tuberkuloseformen, insbesondere mit Lungentuberkulose, vergesellschaftet ist. Von besonderer Bedeutung sind in dieser Beziehung die Feststellungen von *Schumann*[16]), der von 237 gelegentlich der Sterilitätsbekämpfung ermittelten Gebärmuttertuberkulosen in ungefähr 70% der Fälle die Symptome der Lungentuberkulose nicht hat nachweisen können. Dasselbe Verhältnis ergab sich bei Durchführung des Tuberkulosebekämpfungsverfahrens.

Infolgedessen fordert *Schumann*, daß „die viehseuchenpolizeiliche Anweisung für die tierärztliche Feststellung der Tuberkulose I, 1c.—I, 2c. II. Absatz 4 in der Praxis auf eine weit breitere Basis gestellt wird; denn nach der bisherigen

Fassung des Gesetzes wird eine allgemeine systematische Gebärmutteruntersuchung sich nicht ermöglichen lassen."

Dagegen betont *Heymann*[14]), daß in den meisten Fällen bei demselben Tiere neben der Gebärmuttertuberkulose noch Lungentuberkulose besteht, so daß der größte Teil der gebarmuttertuberkulösen Tiere bereits durch die Ermittelung der lungentuberkulösen Kühe unschädlich gemacht werden dürfte.

Die Frage, ob und wie weit eine klinische Feststellung dieser Tuberkuloseformen beim Rinde durch Untersuchung per rectum möglich ist, muß ebenfalls noch durch systematische Untersuchungen ermittelt werden.

Für Schleswig-Holstein liegen systematische Untersuchungen über das Vorkommen von Genitaltuberkulose bei Rindern mit offener Lungentuberkulose, sowie über die klinische Feststellbarkeit der Genitaltuberkulose bisher nicht vor.

Es wurde mir deshalb die Aufgabe gestellt, bei den auf dem Kieler Schlachthof geschlachteten Rindern diese Frage zu prüfen. Nach klinischer Untersuchung der lebenden Rinder auf das Vorhandensein von Lungen- und Genitaltuberkulose sollte bei den geschlachteten Tieren festgestellt werden, wie oft Tuberkulose der Lunge gleichzeitig mit tuberkulösen Veränderungen am Genitaltraktus vorkommt, und ob Gebärmuttertuberkulose ohne Beteiligung der übrigen Organe festzustellen war und wie häufig dies der Fall ist. Gleichzeitig sollte versucht werden, durch Feststellung der bei den einzelnen Tieren vorhandenen tuberkulösen Organerkrankungen über die Art der Ausbreitung der Tuberkulose innerhalb des Körpers und über die Entstehung der Genitaltuberkulose Aufschlüsse zu erhalten, soweit dies ohne histologische Untersuchungen möglich ist.

Die Ansichten über die Entstehung der Tuberkulose des Genitaltraktus sind bisher noch geteilt. Im allgemeinen kann sie erfolgen:

a) *hämatogen*: Verbreitung des Infektionsstoffes auf dem Wege des großen Blutkreislaufes.

b) *ascendierend*: Weiterschreiten des Prozesses von einem Primärherd, z. B. von der Scheide per coitum nach dem Uterus.

c) *descendierend*: Fortschreiten des Prozesses vom Bauchfell vermittels der Lymphströmung durch das Ostium abdominale in die Tuben, Gebärmutterhörner und das Corpus uteri. Bei den beiden letzteren Arten kann es sich sowohl um primäre als auch um sekundäre Tuberkulose handeln.

Johne[17]) weist darauf hin, daß die Tuberkulose des Uterus und der Eileiter verhältnismäßig häufig ist und sich gewöhnlich an abdominale Tuberkulose anschließt.

Über den Infektionsmodus spricht sich *Klepp*[18]) wörtlich wie folgt aus: „Der Uterus kommuniziert durch die Eileiter mit der Bauchhöhle, und die Fimbrien, welche mit lebhafter Flimmerbewegung ausgestattet sind, üben eine Art saugende Wirkung auf die seröse Flüssigkeit des Peritonealsackes und die in derselben evtl. suspendierten Tuberkelbacillen nach den Eierstocksöffnungen der Tuben hin und in diese hinein aus. Weniger oft und nur bei generalisierter Tuberkulose ist dieser Entstehungsursache gegenüber die Metritis tuberculosa zu beobachten, und am seltensten dürfte die Erkrankung durch Infektion bei dem Begattungsakte zustande kommen." Für die Wahrscheinlichkeit dieser Auffassung sprechen auch die Experimente *Pinners* und *Lodes*, nach welchen von dem Stadium der Pubertät an eine seröse Strömung besteht, welche aus der Bauchhöhle in das Ostium tubae abdominale und sogar viel weiter bis durch die Tuben in den Uterus geht. Tuberkelbacillen werden durch diese Strömung nach dem Uterus geführt und können eine tuberkulöse Salpingitis verursachen.

Lungwitz[10]) hat 267 Rinder mit allgemeiner Tuberkulose untersucht, von denen 264 mit Tuberkulose des Peritoneums behaftet waren. Von diesen waren wiederum 152 = 57,9% an Uterustuberkulose erkrankt. Er hat außerdem gefunden, daß mit der Tuberkulose des Uterus auch eine solche der Eileiter vergesellschaftet ist. Er schließt aus seinen Untersuchungen, daß „mithin die Tuberkulose des Uterus keine embolische, sondern eine durch nachbarliche Infektion vom Bauchfell her entstandene ist". Es konnte dann auch beobachtet werden, daß bei frischen Erkrankungen des Bauchfells oder bei Ergriffensein seiner vorderen Partien die Uterusschleimhaut frei von makroskopisch erkennbarer Tuberkulose war.

Rieck[19]) hat auf dem Leipziger Schlachthofe zahlreiche Rinder auf das Vorkommen der einzelnen tuberkulösen Formen untersucht und hat festgestellt, daß von den mit Serosentuberkulose behafteten

Ochsen	4,3%	Peritonealtuberkulose zeigten,
Bullen	5,2%	„ „
Starken	2,7%	„ „
Kühen	6,6%	„ „

Er folgert daraus, daß im allgemeinen die Erkrankung des Uterus vom Bauchfell aus durch Aufnahme des Infektionsstoffes durch die offenen Tuben erfolgt, betont aber ausdrücklich, daß er hier die Fälle von generalisierter Tuberkulose ausschließt.

De Bruin[20]) schreibt in seinem Sammelreferat über die Metritis tuberculosa des Rindes: „Die Uterustuberkulose kommt je nach dem Modus der Infektion unter verschiedenen Formen vor. Sie tritt auf: 1. bei Serosentuberkulose des Peritoneums; 2. bei allgemeiner Tuberkulose auf dem embolischen Wege und 3. als lokale tuberkulöse Endometritis, hervorgerufen durch Infektion per coitum. Wenn sie einmal entstanden ist, veranlaßt die Tuberkulose, auf welche Weise sie auch entstanden sei, immer eine bedeutende Verdickung der Uteruswand.

1. Uterustuberkulose infolge einer tuberkulösen Peritonitis. Die Infektion kann hier per contiguitatem stattfinden und die Uterustuberkulose als Perimetritis anfangen, aber auch die Tubenschleimhaut am Morsus diaboli kann leicht infiziert werden. Wir wissen das aus den Experimenten *Pinners* und *Lodes*.

2. Die embolische Uterustuberkulose kommt weniger häufig vor. Sie wird bei generalisierter Tuberkulose angetroffen und beginnt mit multipler Herdbildung in der Muscularis und dem Endometrium. Die Uteruswand ist mit Herden übersät. Außer bedeutender Verdickung der Uteruswand können auch hier tuberkulöse Ulcera angetroffen werden.

3. Die Uterustuberkulose per coitum scheint verhältnismäßig selten vorzukommen. Daß die Anwesenheit von tuberkulösen Ulcera auf der Mucosa diese Weise der Infektion beweisen sollte, halte ich für durchaus unrichtig. Auch auf die zwei erstgenannten Weisen können sie entstehen."

Williams[21]). Bei der Kuh können sämtliche Organe tuberkulös erkranken. Sehr selten ist die Ovarialtuberkulose, die sich klinisch nicht erkennen läßt. Am häufigsten kommt die Uterustuberkulose vor. Verfasser unterscheidet 3 Formen.

1. Peritonealtuberkulose, die zu ausgedehnten adhäsiven Veränderungen im Becken führt.

2. Tuberkulose der Drüsensubstanz der Schleimhaut.

3. Die Epithelialtuberkulose.

Wall[22]) ist der Ansicht, daß die Tuberkuloseinfektion durch die Leukocyten infolge des Leukocytentransportes aufgenommen und verbreitet wird.

Brieg[23]) fand tuberkulöse Veränderungen in den Gartnerschen Gängen, im Uterus und in den Tuben, von hier aus hatte die Krankheit sich auf das Peritoneum verbreitet, weiter waren die supramammären und Darmbeinlymphdrüsen tuberkulös erkrankt.

G. Meyfarth[24]). Die ursprünglichen Wege der Infektion hämatogen, lymphogen oder per continuitatem sind schwer oder gar nicht nachweisbar.

v. Ostertag[25]) gibt an, daß die in der Nähe des Ostium abdominale liegenden Teile selten mit Tuberkeln behaftet gefunden wurden.

Kitt[26]) sah vorgeschrittene Eierstocks- und Eileitertuberkulose (bei welcher eine dünnflüssige tuberkulöse Materie reichlich die Tuben erfüllte und leicht aus dem Ostium abdominale hätte treten können), ohne daß irgendwie die Serosa ergriffen war.

Titze[27]). Bei weiblichen Tieren findet man neben der Tuberkulose des Bauchfells oft Tuberkulose der Gebärmutter und selbst der Eierstöcke, so daß wir es mit einem Fortschreiten der Tuberkulose vom Bauchfell aus zu tun haben. Der entgegengesetzte Weg: Infektion der Gebärmutterschleimhaut vom Blute aus, Weiterschreiten des Prozesses durch die Eileiter auf das Bauchfell ist ebenfalls möglich. Selten finden sich tuberkulöse Knötchen und Geschwüre auf der Scheidenschleimhaut, in der Regel sind sie mit allgemeiner, namentlich Gebärmuttertuberkulose verbunden.

Fischer[28]) sprach sich auf Grund seiner Untersuchungsergebnisse bei der Mehrzahl der 50 Fälle für Infektion des Uterus von den Tuben her aus, selbst wenn die Erkrankung des Uterus anscheinend älteren Datums ist.

„Die Tuben werden wieder in der überwiegenden Zahl der Fälle von der Bauchhöhle her infiziert, indem mit der serösen Strömung, die aus der Bauchhöhle in das Ostium tubae geht, unterstützt durch die ansaugende Wirkung der in lebhafter Flimmerbewegung befindlichen Fimbrien, die in der Peritonealflüssigkeit enthaltenen Bacillen in die Tuben und durch diese hindurch mittels der nach dem Uterus zu gerichteten Flimmerbewegungen in diesen selbst geschafft werden.

Bestimmend für die Art und Weise, in welcher sich die Infektion vollzieht, ist zweifellos die Menge des zeitweilig in die Tuben hineingelangten Infektionsmaterials.

Gelangt nur eine ganz geringe Anzahl von Bacillen in den Tubentrichter und mit dem Sekretstrom in den Uterus, so kommt es vorerst zur Bildung einzelner Primärherde in der Eileiter- bzw. Uterusmucosa, von denen aus nach ihrem Durchbruch eine Aussaat von Bacillen über den größten Teil der Schleimhautoberfläche stattfindet. Die von mir gesammelten Fälle machen es wahrscheinlich, daß die weitere Aussaat im Uterus viel leichter vor sich geht, als im Eileiter. Die primären tuberkulösen Herde können dann so vollständig abheilen, daß ihr ehemaliges Vorhandensein nur noch schwer oder gar nicht nachzuweisen ist.

Die Tubenschleimhaut selbst kann, falls nur vereinzelte Bacillen hineingeraten, vorerst nur leicht erkranken oder zeitweilig ganz frei bleiben.

Gelangen viele Bacillen in die Tuben, dann kommt es zunächst zu einer umfangreichen Tubenerkrankung und weiterhin zu einer Aussaat von Virus über die Schleimhautoberfläche des Uterus, und die tuberkulöse Erkrankung setzt viel schneller ein.

Als zweiter Infektionsmodus würde bei generalisierter Tuberkulose der hämatogene in Betracht kommen. Die von mir beobachteten Fälle lassen jedoch die Deutung zu, daß auch hier zunächst eine Infektion von den Tuben aus auf dem bereits beschriebenen Wege erfolgt ist. Danach ist die Möglichkeit nicht von der Hand zu weisen, daß ein Primärherd in der Eileiter- oder Uterusschleimhaut auf hämatogenem Wege zustande kommen kann, von dem aus dann die weitere Aussaat des tuberkulösen Virus in der bereits geschilderten Weise erfolgt.

Infektion von außen, z. B. per coitum, können wir beim Rinde nicht oder höchstens in ganz seltenen Fällen annehmen; jedenfalls befindet sich unter den von mir beobachteten Fällen keiner, der diesen Schluß gestattet.

Bezüglich der primären Lokalisation und der Art und Weise der weiteren Ausbreitung der Tuberkulose in der Uteruswand zeigen die Untersuchungsbefunde, daß sie, wie auch immer das tuberkulöse Virus in den Uterus gelangt sein mag, eine zweifache sein kann."

Nach *Altenbrunn*[29]) entsteht Tuberkulose primär

1. *ascendierend*:
 a) per coitum;
 b) durch Instrumente, Finger, Kot, offenes Orificium, durch Ansteckung von Nachbartieren, durch den eigenen Kot.

2. *Descendierend*:
 a) Respirationsweg;
 b) Digestionsweg. Die Tuberkelbacillen müssen diese Wege benutzen, ohne sie zu verändern und auf hämatogenen oder lymphogenem Wege die ersten Veränderungen im Uterus zu verursachen.

Sekundär:

1. *Ascendierend* bei vorhandener Scheidentuberkulose oder Tuberkulose des Harnapparates.

2. *Descendierend* bei Peritonealtuberkulose (durch Sekretstrom) durch die Tuben oder von den Tuben selbst per continuitatem.

3. *Hämatogen* oder lymphogen vom Erweichungsherd in einem oder mehreren Organen.

4. Vom Peritoneum oder angrenzenden Organen auf Serosa und tieferen darunter liegenden Schichten per contiguitatem.

Auf Grund seiner Untersuchungen stellte er dann fest: sowohl bei der ascendierenden als auch bei der descendierenden Uterustuberkulose, also bei Tuberkulose der Vagina bzw. des Peritoneums oder der Tuben gelangen die Tuberkelbacillen in das Uteruslumen. Hier werden sie sich vorwiegend ansiedeln, wo der intrauterine Sekretstrom zeitweilig oder gänzlich unterbrochen oder gänzlich aufgehoben ist. Letzteres wird hauptsächlich der Fall sein in Faltenbildungen der Schleimhaut und ganz besonders in Drüsenausführungsgangen. Von hier aus müssen die Tuberkelbacillen auf irgendeine Weise die Epithelschicht durchdringen, um in das darunterliegende Gewebe zu gelangen, in dem sie dann die ersten tuberkulösen Prozesse bedingen. Hier bildet sich eine Rundzellenanhäufung, in der sich mit der Zeit Epitheloidzellen aus den vorhandenen Gewebsbestandteilen, Bindegewebszellen und Endothelien entwickeln. Mit der Vergrößerung des Herdes tritt im Zentrum Zerfall ein. In der Epitheloidzellzone entstehen Riesenzellen und der periphere Wall der Rundzellen vergrößert sich derweilen nach außen. Erreichen im weiteren Verlauf die Rundzellen und Epitheloidzellen den Drüsenschlauch, so durchsetzen zunächst die ersteren an der Berührungsstelle die Epithelschicht und heben sie allmählich ab. Bestandteile des Herdes, vor allem Epitheloidzellen treten mit der Zeit an dieser Stelle an den Drüsenschlauch heran und bilden mehr oder weniger große Hervorwölbungen in das Drüsenlumen hinein. Schließlich kann an dieser Stelle der tuberkulöse Prozeß den ganzen Drüsenschlauch ergreifen, Formveränderungen an ihm hervorrufen und ihn gänzlich zerstören. Dadurch entstehen infolge Verödung des Drüsenausführungsganges Stauungen des Sekretes und cystische Erweiterungen der Drüsenschlauchteile unterhalb der Veränderungen und wir finden dann die Drüsen entsprechend mit Schleim und in den den Herden benachbarten Teilen mit beigemengten Eiterkörperchen mehr oder weniger angefüllt.

Gottbrecht[30]) teilt die tuberkulösen Veränderungen am Uterus in 3 Gruppen ein. Die 1. Gruppe umfaßt die tuberkulösen Veränderungen der Uterusschleimhaut bis zum Auftreten von miliaren gelben Knötchen, die 2. Gruppe die Vergrößerung der tuberkulösen Herde, ihren Durchbruch nach der Uterushöhle und damit Entleerung eines Teiles ihres Inhalts. Die 3. Gruppe beginnt mit dem Auftreten von Verkalkungen in den tuberkulösen Herden.

Auf Grund seiner Untersuchungen kommt er zu folgenden Ergebnissen:

„Die Gruppe 1 umfaßt die Anfänge der tuberkulösen Veränderungen bis etwa zu Hirsekorngröße unter Ausschluß der Zerstörung der Schleimhaut durch Geschwürsbildung.

Die 2. Gruppe schließt die Fortentwicklung der tuberkulösen Herde bis zur Erbsengröße und mehr und die Geschwürsbildung unter Ausschluß der Verkalkung ein. Der Inhalt besteht aus schleimigen Massen mit Eiterflocken in mehr oder weniger großen Mengen. Die Schleimhaut ist faltig, gekörnt und höckerig, oft reibeisenahnlich. Die Carunkeln sind zuweilen stärker befallen als die übrige Schleimhaut. Mit diesen Veränderungen gehen Vergrößerungen einher, die oft an bestimmten, mehr oder weniger circumscripten Stellen in Erscheinung treten. Auf dem Querschnitt reichen die oft gruppenweise zusammengelagerten Knotenbildungen weit in die Tiefe. Beim Abtasten der Hörner lassen sich in der Regel diese tuberkulösen Veränderungen durchfühlen.

In der 3. Gruppe setzt die Verkalkung ein; ausnahmsweise kann bei geringerer Infektion des Uterus eine wesentliche Vergrößerung unterbleiben. Der Inhalt kann mehrere Liter betragen, aber auch auf geringe Mengen beschränkt sein; die Massen können dickschleimige, fadenziehende, sulzige und selbst käsige trockene Beschaffenheit annehmen, je nach Öffnung des Cervicalkanals. Die Schleimhaut liegt in Falten, ist uneben, höckerig, knollig und enthält wallnußgroße und größere knotige Gebilde mit mehr oder weniger großen geschwürigen Vertiefungen und wallartigen Rändern. Die Geschwüre liegen oft in Gruppen zusammen. Im Inhalt befinden sich oft Kalkkonkremente, die zuweilen als rauhe, zottige Gebilde über die Oberfläche hervorragen. Meist sind beide, selten ein Horn in toto befallen. Auf dem Querschnitt reichen die großen tuberkulösen und teilweise weitgehend verkalkten Herde bis in die Muscularis. Beim Abtasten erweisen sich diese Uteri oft als starre Röhren oder zeigen Poschenbildungen, in denen große knotige Gebilde mit noch elastischen Partien des Uterus abwechseln."

Ludolphs[31]). Die beim Rinde in der größten Mehrzahl zu beobachtende Form der Uterustuberkulose ist durch eine descendierende, sekundäre Infektion von der Bauchhöhle bzw. von den Tuben bedingt. Bei dieser Infektion im nichtträchtigen Uterus finden sich die ersten Prozesse meist in der Umgebung der Drüsenmündungen, und zwar mehr an der Oberfläche der Schleimhaut. Dabei entsteht in der unmittelbaren Umgebung der Mündung ein deutlicher, später etwas gelblicher Ring, in dem ein oder mehrere und selbst eine ganze Anzahl von starker hervortretenden Stippchen zu erkennen sind, die sich bei dem Auftreten einer geringeren Anzahl solcher Gebilde gegeneinander absetzen und unterscheiden lassen. Die Stippchen ragen nach außen über die ringartige Wallbildung um die Drüsenmündungen hervor und strahlen mit kleinen Ausläufern und Büscheln in das gesunde Gewebe über. Mit der Vergrößerung dieser Herde wird der Wall höher, breiter und diese Pünktchen verschmelzen zu einem einheitlichen Gebilde, in dem die Einsenkung der Drüsenmündung immer noch erkennbar bleibt. Die Geschwürsbildung der Herde geht vom Grunde aus, und es wird von innen heraus der ringartige Wall angefressen und damit seine Oberfläche rauh. Durch weitere Vergrößerung können mehrere Drüsenmündungen in ein solches Geschwür eingezogen werden. Es lassen sich aus dem unebenen Grunde des Geschwürs die einzelnen Drüsenschläuche deutlich noch längere Zeit als vertiefte unebene Gruben erkennen.

Von der großen Zahl der Veröffentlichungen der humanmedizinischen Literatur über diese Materie sei als wichtigstes folgendes erwähnt. Als Erster wies *Hegar*[32]) 1886 darauf hin, daß außer der bisher allein als gültig angesehenen sekundären hämatogenen Infektion der Genitalorgane auch eine primäre, vom Peritoneum aus erfolgende Erkrankung möglich sei oder endlich von außen in den Genitaltraktus gelangte Tuberkelbacillen Tuberkulose hervorrufen können. Er teilte demnach die Genitaltuberkulose in eine ascendierende und eine descendierende, wobei die ascendierende sowohl primär als auch sekundär sein kann.

Nach *Veits*[33]) Ansicht ist eine primäre Genitaltuberkulose möglich, und zwar durch Ascendenz von der Scheide, ebenso hält es *Bauereisen*[34]) für sicher, daß Tuberkelbacillen in die Vagina eingeführt werden können. Die Frage ist nur die, ob die erforderliche Virulenz vorhanden ist, daß eine primäre Infektion des weiblichen Genitals erfolgt.

v. Franqué[35]) konstatiert, daß fast ausnahmslos zuerst die Tube, meist auf hämatogenem Wege erkrankt, weniger häufig vom Darm und Peritoneum, ganz selten von der Vagina aus.

Kafka[36]) prüfte speziell die Entstehung der Tubentuberkulose und kommt zu dem Schluß, daß die Infektion in der Regel durch Einschwemmung der Tuberkelbacillen vom Peritoneum aus oder aber hämatogen erfolgt. Alle anderen Infektionsarten kommen nur ausnahmsweise vor.

Aschoff[37]) sagt über die Phthise, sie kann hämatogen als miliare Tuberkulose vorkommen, aber auch in der überwiegenden Zahl aller Fälle von den Tuben descendierend fortgeleitet werden. Der Transport der Phthisebacillen an der Oberfläche bringt es mit sich, daß die Bildung der Knötchen vorwiegend subepithelial oder im Anschluß an die Drüsen erfolgt. Der erste Beginn der Phthise ist schwer zu erkennen. Bei stärkerer Knötchenbildung, insbesondere bei eintretender Verkäsung wird das Bild deutlicher, indem die geschwollene, zum Teil glasig aussehende Schleimhaut von gelben Stippchen durchsetzt ist. Schließlich fließen die verkäsenden Herde zusammen und die ganze Schleimhaut wird mehr oder weniger tief in eine käsig-bröckelige oder schmierige Masse verwandelt. Kann das verkäsende und sich verflüssigende Material nicht entleert werden, so entsteht eine von käsigen Wandungen umgebene Eiterhöhle. Gelegentlich enthalten die käsigen Massen ungeheure Mengen Phthisebacillen. Ist die Schleimhaut stärker zerstört, so kann der Prozeß direkt oder auf dem Lymphwege oder in den Venen auf das Myometrium übergreifen. Selten wird bei descendierender Phthise die Korpusschleimhaut sozusagen übersprungen und die stärkeren Veränderungen finden sich in der Cervix.

Aus diesen zahlreichen in der Literatur niedergelegten Angaben müssen wir schließen, daß sowohl in der Veterinär- als auch in der Humanmedizin die Entstehung der Genitaltuberkulose noch kein völlig aufgeklärtes Gebiet darstellt. Wir sehen lediglich, daß die größere Zahl der Autoren die Entstehung der Genitaltuberkulose als vom Peritoneum aus erfolgt ansieht, daß aber auch die hämatogene bzw. lymphogene Entstehung nicht allzu selten vorkommt. Die ascendierende Uterustuberkulose dagegen wird nach allen Angaben nur außerordentlich selten beobachtet.

Eigene Untersuchungen.

An der Hand des von mir gesammelten Materials soll nun festgestellt werden, wie oft Genitaltuberkulose mit offener Lungentuberkulose vergesellschaftet ist. Zu diesem Zwecke wurden die Organe der im hiesigen Schlachthofe geschlachteten Tiere nach dem in den Ausführungsbestimmungen des Fleischbeschaugesetzes vorgeschriebenen Untersuchungsgang untersucht. Gleichzeitig soll versucht werden, auf Grund der ermittelten Formen der Tuberkulose im Rinderkörper festzustellen, auf welchem Wege die Infektion des Genitaltraktus erfolgt ist.

Zuerst wurde die Lunge betrachtet, die Bronchial- und Mediastinaldrüsen angeschnitten und durch Palpation des Gewebes der beiden Lungenflügel auf tuberkulöse Veränderungen gefahndet. War der Fall für meine Untersuchungen geeignet, so ließ ich die betreffende Lunge mit der dazu gehörigen Gebärmutter unter Kennzeichnung in das Krankenschlachthaus bringen. Sodann wurden die anderen Organe, als Pansen, Darm, Milz, Leber, Nieren, Euter, Bauch- und Brustfell betrachtet, die Drüsen angeschnitten und die Veränderungen nebst Farbe und Alter des betreffenden Tieres an Ort und Stelle in eine Kladde eingetragen.

Nach Schluß des Dienstes wurden Trachea, die großen und die feinen Bronchien aufgeschnitten und auf tuberkulöse Herde und Schleimansammlung genau untersucht. Ebenso wurden die Pleura und das Gewebe beider Lungenflügel nochmals genau durchtastet und die Veränderungen nebst denen der Drüsen in die Kladde unter die Nummer des betreffenden Tieres eingetragen. Aus den Lungenherden oder aus dem Schleim in den Bronchien wurden Ausstrichpräparate angefertigt, die nach *Ziehl-Neelsen* gefärbt wurden.

Die gesammelten Gebärmütter wurden sodann im hiesigen Tierseucheninstitut von mir untersucht.

Zunächst wurde die Scheide aufgeschnitten und die Schleimhaut auf Farbe und Ansammlung von Schleim geprüft. Die *Gartner*schen Gänge wurden auf tuberkulöse Veränderungen und das Orificium externum daraufhin untersucht, ob es offen oder geschlossen war. Dann wurden Cervikalkanal, Corpus uteri und die Hörner aufgeschnitten und ebenfalls auf Farbe, Schleimansammlung, Verdickung der Wand und tuberkulöse Veränderungen auf der Schleimhaut, den Carunkeln und der Wand mit bloßem Auge und bei Lupenvergrößerung betrachtet. Tuben und Ovarien wurden untersucht und aufgeschnitten. Zuletzt wurde die Serosa auf tuberkulöse Veränderungen betrachtet. Die genaue Beschreibung des betreffenden Falles wurde in eine Kladde eingetragen. Zum Schlusse wurden mikroskopische Präparate, aus dem Scheidenschleim, Schleim oder Eiteransammlungen in den G.-Gängen Schleimansammlung im Corpus uteri und in den Hörnern, aus den tuberkulösen Herden auf der Schleimhaut des Corpus uteri, der Carunkeln und der Wand, sowie der Tuben angefertigt und nach *Ziehl-Neelsen* gefärbt. In einigen Zweifelsfällen wurden aus den Tuben Schnittpräparate angefertigt. In einem Falle machte sich zur Feststellung der Tuberkulose die Verimpfung eines Knötchens auf Meerschweinchen nötig.

Es war ursprünglich beabsichtigt, neben diesen pathologisch-anatomischen Untersuchungen die Tiere vor der Schlachtung klinisch auf Lungen- und Genitaltuberkulose zu untersuchen, insbesondere sollte festgestellt werden, wie weit die bei der Schlachtung festgestellten tuberkulösen Veränderungen im Genitaltraktus klinisch feststellbar waren. Wegen der Kürze der mir zur Verfügung stehenden Zeit und insbesondere wegen starker dienstlicher Inanspruchnahme konnte dieser Teil der gestellten Aufgabe nicht durchgeführt werden. Ich mußte mich daher darauf beschränken, lediglich aus den pathologisch-anatomischen Veränderungen festzustellen, welche Fälle von Genitaltuberkulose klinisch feststellbar gewesen wären.

Die gesammelten 157 Fälle habe ich in eine besondere Liste eingetragen und in folgender Weise zusammengestellt:

1 a) Generalisierte Tuberkulose ohne Gebärmuttertuberkulose.
1 b) Generalisierte Tuberkulose mit Gebärmuttertuberkulose.
2 a) Offene Lungentuberkulose ohne Gebärmuttertuberkulose.
2 b) Offene Lungentuberkulose mit Gebärmuttertuberkulose.
3 a) Lungentuberkulose ohne Gebärmuttertuberkulose.
3 b) Lungentuberkulose mit Gebarmuttertuberkulose.
4. Gebärmuttertuberkulose ohne sonstige Tuberkulose.

1 a) Generalisierte Tuberkulose ohne Gebärmuttertuberkulose.

Die 1. große Gruppe umfaßt diejenigen Fälle, bei denen generalisierte Tuberkulose vorhanden ist.

Als generalisierte Tuberkulose sind sämtliche Fälle aufzufassen, die durch den Einbruch von Tuberkelbacillen in den großen Blutkreislauf entstanden sind. Sie äußert sich nach *Ostertag* in 2 Hauptformen: „eine schwache Blutinfektion führt zur Bildung vereinzelter Knötchen in verschiedenen Organen und eine starke zur Entstehung unzählbarer in den meisten Organen aufzufindender Tuberkel. In jenem Falle wachsen die Knötchen gewöhnlich zu größeren Knoten oder Käseherden durch periphere Ausdehnung heran, weil die Blutinfektion hierbei klinisch kaum in Erscheinung tritt und deshalb an und für sich keine Veranlassung zur Schlachtung gibt (chronische allgemeine Tuberkulose). Bei starker Blutinfektion dagegen werden die Tuberkel häufig noch wenig verändert angetroffen, weil diese Form von Generalisation in der Regel Grund zur Schlachtung wird (akute Miliartuberkulose). Sind dem massenhaften Einbruch der Tuberkelbacillen in die Blutbahn schwächere gefolgt, so findet man beide Prozesse vermischt."

Von den 157 untersuchten Tieren waren mit generalisierter Tuberkulose 90 = 57,8% behaftet. 14 = 15,5% von diesen zeigten Veränderungen in den Organen, ohne daß Genitaltuberkulose vorhanden war.

Auffällig ist, daß bei mehr als der Hälfte der Tiere dieser Rubrik das Peritoneum tuberkulös erkrankt war. Es handelt sich hierbei nicht in allen Fällen um *beginnende* Peritonealtuberkulose, sondern, wie sich aus den Sektionsprotokollen ergibt, um teilweise recht weit vorgeschrittene Formen, die auch die hinteren Abschnitte des Peritoneums ergriffen hatten. Auffällig ist weiterhin, daß in keinem Falle trotz des Vorhandenseins teilweise recht erheblicher Peritonealtuberkulose der seröse Überzug der Genitalorgane irgendwelche Veränderungen zeigte.

Es ergibt sich somit aus den Untersuchungen, daß nur 15,5% der Rinder, die an generalisierter Tuberkulose litten, frei von Genitaltuberkulose sind. Ich konnte mithin einen bei weitem geringeren Prozentsatz feststellen als *v. Ostertag*, der diesen Prozentsatz auf 35% angibt. Ebensowenig konnte ich die Ansicht von *v. Ostertag* bestätigen, daß bei tub. Erkrankung des hinteren Abschnittes des Bauchfelles bei weiblichen Tieren der Uterus fast ohne Ausnahme mit ergriffen sei.

Zusammenfassung.

Besteht bei weiblichen Rindern general. Tuberkulose, so sind die Genitalorgane nur in einem geringen Prozentsatz frei von tuberkulösen Veränderungen. Er beträgt bei meinen Untersuchungen 15,5%.

Trotzdem bei der Mehrzahl der Tiere mehr oder weniger ausgebreitete Peritonealtuberkulose, die teilweise schon zu Verkalkungen geführt hatte, vorhanden war, war bei keinem der Rinder Genitaltuberkulose zu ermitteln, auch war in keinem Falle die Serosa des Genitaltraktus erkrankt.

1b) Generalisierte Tuberkulose mit Gebärmuttertuberkulose.

Von 90 Tieren dieser Rubrik zeigten 76 = 84,5% generalisierte Tuberkulose mit gleichzeitigen Veränderungen im Genitaltraktus. Prüfen wir diese Fälle näher, so ergibt sich folgendes Bild: Veränderungen an den Ovarien und an der Scheidenschleimhaut waren in keinem Falle nachzuweisen. Ebensowenig war die Cervixschleimhaut erkrankt. Dagegen wurden 2 mal in dem Scheidenschleim Tuberkelbacillen nachgewiesen. In beiden Fällen war in der Uterushöhle kein pathologischer Inhalt vorhanden, auch war geschwüriger Zerfall an den tuberkulösen Herden nicht festzustellen. In einem Falle war der Scheidenschleim mit gelblichen Eiterflocken durchmischt. Woher die im Scheidenschleim nachgewiesenen Tuberkelbacillen stammten, konnte nicht mit Sicherheit eruiert werden.

Den größten Erkrankungsprozentsatz zeigte das linke Uterushorn, welches 72 mal = 94,8% beteiligt war, während das rechte Horn dagegen 70mal = 92% Tb. zeigte. Es folgt dann das Peritoneum mit 66 Erkrankungen = 86,8%, das Corpus uteri mit 65 = 85,5% der tuberkulösen Erkrankungen. Die *Gartner*schen Gänge zeigen einen immerhin beträchtlichen Prozentsatz tuberkulöser Erkrankungen, nämlich 33 Fälle = 43,5%.

Besonders zu betrachten sind die Tuben, sie zeigen in 52 Fällen = 68,5% der zu dieser Gruppe gehörenden Tiere makroskopisch fest-

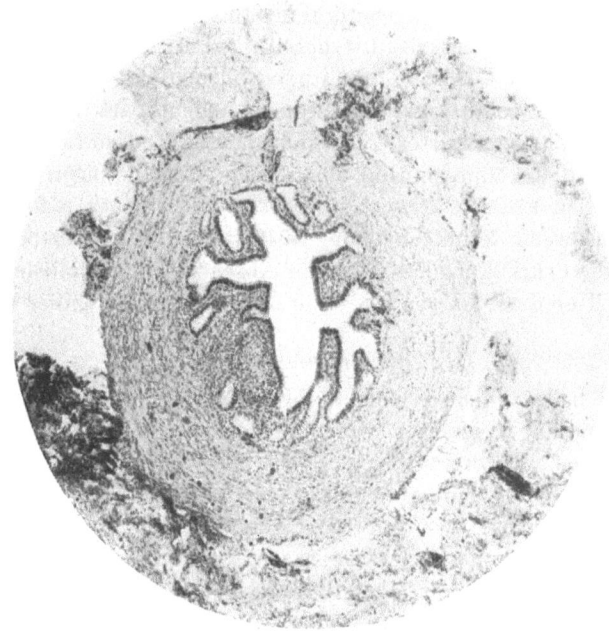

Abb. 1*). Schnitt durch das uterine Ende einer Tube. An der linken Seite des Bildes findet sich eine verbreiterte Falte, die sich durch eine starke Anhäufung von Rundzellen auszeichnet. Im unteren Teil der Falte sehen wir unmittelbar unter dem noch gut erhaltenen Epithel einen kleinsten Tuberkel, in dessen Zentrum die Rundzellen Nekrobiose zeigen. Riesenzellen sind nicht vorhanden.

stellbare Tuberkulose. Es folgt dann zum Schluß die Serosa des Genitaltraktus mit 17 Fällen = 20,4% der Fälle.

Da in einzelnen Fällen als überraschende Tatsache sowohl tuberkulöse Erkrankungen des Peritoneums als auch der Uterusschleimhaut festzustellen war, während die dazwischen liegenden Abschnitte des Genitaltraktus, die Tuben, makroskopisch frei waren, wurde versucht, durch histologische Untersuchungen eine weitere Klärung herbeizu-

---

*) *Optik bei allen Aufnahmen*: Zeiß-Okular 2, Objektiv A. Die Mikrophotogramme sind mit der Zeißschen Horizontal-Vertikalkamera aufgenommen. Vergrößerung 50fach.

führen. Es wurden daher einzelne Tuben, bei denen obige Verhältnisse vorlagen, in Formalin gehärtet, in Paraffin eingebettet, geschnitten und mit Hämatoxylin-Eosin gefärbt.

Aus dieser Rubrik wurden 5 Fälle in dieser Weise geprüft, bei denen der makroskopische Befund negativ war. In allen diesen Fällen wurden mikroskopisch Veränderungen nachgewiesen, die sich in der Hauptsache als Rundzellenanhäufung unter dem Epithel der Eileiterfalten

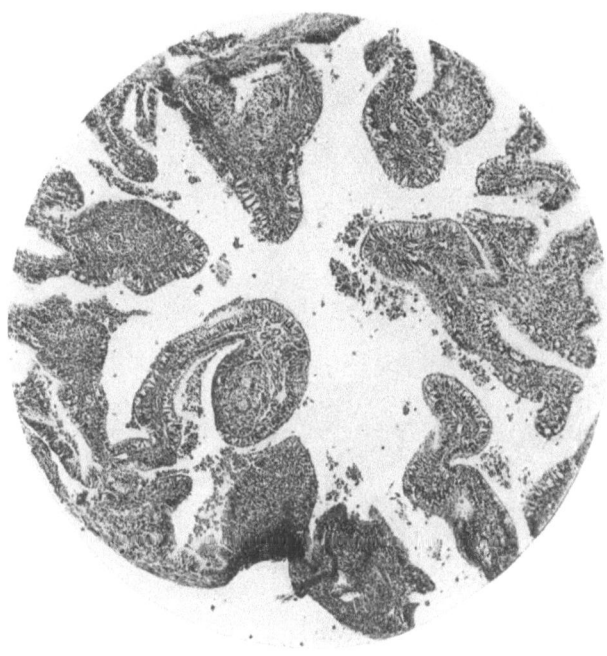

Abb. 2. Schnitt durch den Isthmus derselben Tube. Besonders im linken Teil des Bildes finden sich mehrere verbreiterte Falten, in denen die Rundzellenanhäufung besonders deutlich sichtbar ist. Im linken unteren Quadranten liegt eine nach dem Lumen zu besonders verbreiterte Falte, in der eine inmitten der Rundzellenanhäufung liegende Riesenzelle sichtbar ist.

dokumentierten. Abb. 1—3 geben die ersten, mikroskopisch feststellbaren tuberkulösen Veränderungen der verschiedenen Tubenabschnitte wieder. Weitere Untersuchungen ergaben, daß es sich tatsächlich bei diesen Veränderungen um beginnende Tuberkulose handelte, da in verschiedenen Präparaten bei entsprechender Färbung Tuberkelbacillen, teilweise in ungeheurer Anzahl, nachgewiesen werden konnten. Es ergibt sich somit hieraus, daß sich bei weitem nicht in allen Fällen lediglich durch makroskopische Untersuchung das Vorhandensein von Tubentuberkulose nachweisen läßt, vielmehr ergab die histologische Untersuchung solcher Fälle, daß die ersten mikroskopisch

196 R. Nimz: Untersuchungen über das Vorkommen von Genitaltuberkulose

nachweisbaren Veränderungen tuberkulöser Natur der Besichtigung mit unbewaffnetem Auge entgehen.

Trotz des Vorhandenseins von 66 Peritonealtuberkulosen war die Serosa des Genitaltraktus nur 17 mal ergriffen. Es wiederholt sich hier dieselbe auffällige Erscheinung, die bereits bei der näheren Zerlegung der Fälle von generalisierter Tuberkulose ohne Genitalerkrankung registriert werden mußte. Von besonderer Bedeutung ist hierbei, daß bei

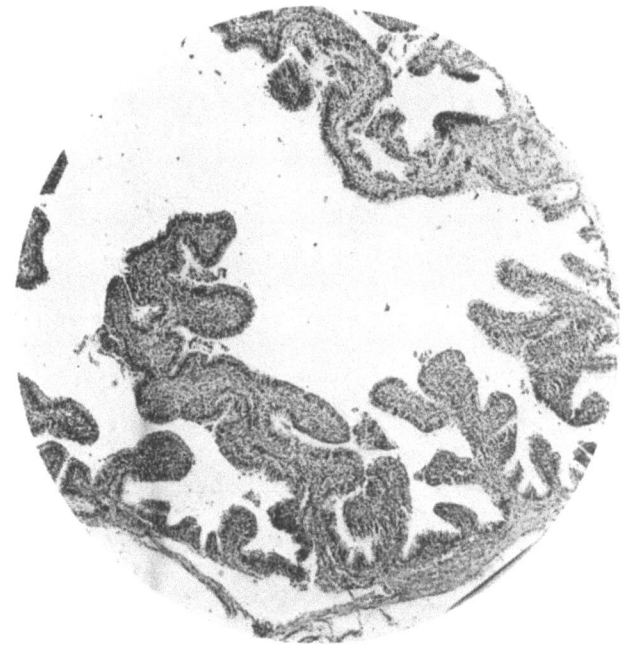

Abb. 3. Schnitt durch die Ampulle derselben Tube. Eine mäßig verbreiterte Falte geht vom unteren Rande nach dem Lumen der Tube zu. Besonders an dem dem Lumen zugekehrten Teile der Falte ist eine mäßige Rundzellenanhäufung unmittelbar unter dem Epithel sichtbar. Riesenzellen nicht nachweisbar.

3 Fällen = 3,95% von Serosentuberkulose die Tuben *makroskopisch* frei von tuberkulösen Erkrankungen waren, daß dagegen in allen 3 Fällen eine mehr oder weniger starke Erkrankung des Uterus festgestellt werden konnte. In einem dieser Fälle wurde beginnende Tubentuberkulose durch histologische Untersuchung nachgewiesen, wie die beigegebenen mikroskopischen Aufnahmen ergaben. Es ist recht bemerkenswert, daß in allen 3 Fällen stark ausgeprägte Veränderungen sowohl im Corpus uteri als auch in beiden Hörnern vorhanden waren, während die Tuben entweder keine, oder nur ganz minimale, lediglich histologisch darstellbare Veränderungen aufwiesen. Falls die Auffassung von der

Entstehung der Genitaltuberkulose vom Bauchfell aus, einer Ansicht, die besonders in der humanmedizinischen Literatur vertreten ist, zu Recht besteht, muß angenommen werden, daß die Tuben den Angriffen der Tuberkelbacillen recht erheblichen Widerstand entgegenstellen, während die Schleimhaut des Uterus weniger widerstandsfähig zu sein scheint. Es läßt sich dies auch aus der Tatsache schließen, daß in allen Fällen bis auf 2 von Peritonealtuberkulose, in denen man also ein Übergreifen des tuberkulösen Prozesses auf den Genitalapparat zwanglos annehmen kann, der Uterus erkrankt ist, während die Tuben in 18 Fällen = 27,3% nicht tuberkulös waren.

Die 76 Fälle von Genitaltuberkulose bei generalisierter Tuberkulose habe ich nach dem Grade der Erkrankung in 3 Gruppen zusammengestellt.

Zur Gruppe 1 habe ich die tuberkulösen Veränderungen gerechnet, die sich durch Bildung submiliarer, miliarer bis stecknadelkopfgroßer Knötchen bis zum Beginn der zentralen Verkäsung charakterisierten.

Die Gruppe 2 bringt größere tuberkulöse Herde bis zum Beginn geschwürigen Zerfalls.

Die 3. Gruppe ist durch Zusammenfließen mehrerer Herde zu größeren Konglomeraten und Verkalkung gekennzeichnet.

Bei den 26 Fällen der Gruppe 1 waren submiliare, miliare, stecknadelspitzen- bis stecknadelkopf-, mohnkorn- und linsengroße glasige Knötchen und trübe Herde, die leicht über die Oberfläche hervorragten, vorhanden. Vielfach hatten die Knötchen ein verkästes Zentrum. Sie traten sowohl vereinzelt, als auch sehr zahlreich auf. In einzelnen Fällen war das eine Horn stärker ergriffen als das andere. Die Beobachtung von *Gottbrecht*, daß im Anfangsstadium der Uterustuberkulose in der größten Mehrzahl der Fälle ein geringer Inhalt vorhanden war, habe ich nicht bestätigen können. Von 76 Fällen zeigten nur 2 abnormen Inhalt in Form von geringen Mengen zähen Schleimes.

Für die klinische Feststellung der Tuberkulose per rectum scheiden diese Fälle aus, da die Veränderungen noch zu gering sind. Es ist unmöglich, durch die Rectalwand hindurch miliare Knötchen, die am geschlachteten Tiere nicht einmal durch die Uteruswand hindurch zu fühlen sind, zu palpieren. Ob diese miliaren Herde zu einer Verhinderung der Eieinbettung, also zur Sterilität führen, hängt wohl von der Zahl der entstandenen Herde ab. Wenige oder vereinzelte Herde dürften theoretisch die physiologischen Vorgänge nicht beeinflussen, während in den Fällen, in denen die Uterusschleimhaut von miliaren Herden übersät ist, die Implantation des Eies in jedem Falle verhindert wird.

Die 2. Gruppe umfaßt 13 Fälle. Hier finden sich erbsengroße Knötchen sowohl auf der Uterusschleimhaut als auch auf den Karunkeln, daneben mohnkorngroße Knötchen mit verkästem Zentrum, die deutlich mehr oder weniger über die Oberfläche hervorragen.

Die auf der Schleimhaut oder den Karunkeln sitzenden Herde zeigen zum Teil schon geschwürigen Zerfall, so daß Tbc.-Bacillen in das Cavum uteri abgegeben werden. Der Uterus ist teilweise vergrößert, die Wand verdickt, in ihr liegen flächenartig verkäste Einlagerungen. Die Hörner zeigen oft an der Spitze Konglomerate von erbsengroßen verkästen Knötchen. Schleimansammlung war in 6 Fällen vorhanden. Der Schleim war zäh, grauweiß, gelblichrot, wobei in ihm Eiterflocken in mehr oder weniger großer Anzahl suspendiert waren; oft war der Schleim auch dick, gelb, rahmartig, graugrün oder sirupartig.

Klinisch feststellbar wären von 13 Fällen 11 gewesen. Es handelt sich hierbei um die Fälle, in denen die erbsengroßen Knoten zu Konglomeraten zusammenfließen oder in denen die tuberkulösen Herde bis zur Submucosa oder sogar zur Muscularis reichen, diese mehr oder weniger stark durchsetzen, so daß die Wand eine fühlbare Verdickung erfährt.

Auch bei Veränderungen 2. Grades dürfte die physiologische Tätigkeit der Uterusschleimhaut in einzelnen Fällen noch im Bereich der *Möglichkeit* liegen, sobald die Infektion nicht zu stark war.

Die 3. Gruppe umfaßt von 76 Fällen 37, also fast die Hälfte aller Fälle. Es finden sich hierbei stecknadelkopf-mohnkorn-erbsengroße, bohnen-fünfpfennigstückgroße bis talergroße Herde, die mehr oder weniger stark verkalkt sind. Auch die Karunkeln zeigen solche Herde, die zum Teil tief in das Gewebe hineinragen. Die Karunkeln sind dann vergrößert, in das Gewebe sind zahlreiche radiär gestellte Knötchen eingesprengt. Durch ausgiebiges Konfluieren zahlreicher Herde bilden die verdickten Hörner ein festes, starres Rohr; die Wand zeigt dann häufig flächenartige verkalkte Einlagerungen. In 15 Fällen war der Uterusinhalt pathologisch, es fand sich zäher, gelber Schleim, gelber rahmartiger Schleim, zäher Schleim mit Eiterflocken; schokoladenartige, nicht riechende Flüssigkeit, dünnflüssiger Eiter, gelber dicker Eiter.

Klinisch feststellbar wären 25 Fälle gewesen; wo dies nicht der Fall war, waren die Verkalkungen nur stecknadelkopf- bis mohnkorngroß. Die Möglichkeit der Implantation des Eies dürfte in diesen Fällen wohl nicht gegeben sein.

Das Verhalten des Orificium externum zur Feststellung einer Tuberkulose des Uterus oder der Tuben ist von besonderer Bedeutung. Selbstverständlich sind bei diesen Betrachtungen die durch die Brunst bedingten Verhältnisse berücksichtigt insofern, als ein auf dem Höhepunkt der Brunst befindlicher Uterus mit offener Cervix als normal, also geschlossen, bezeichnet wurde.

Unter den oben erwähnten 25 Fällen der Veränderungen 1. Grades war das Orificium 12 mal = 48% geschlossen und 13 mal = 52% offen. Bei den Tieren mit geschlossener Cervix war in keinem Falle irgendein pathologischer Inhalt vorhanden. In 4 Fällen war an auffallenden tuberkulösen Veränderungen die rechte Tube etwa fingerdick, zum Teil mit mehr oder weniger dünnflüssigem Inhalt versehen. Die letzteren 4 Fälle wären durch Palpation per rectum mit Sicherheit klinisch feststellbar gewesen. Bei den 13 Fällen mit offener Cervix lautete der Sektionsbefund fast durchweg: zahlreiche miliare bis stecknadelkopfgroße Herde, nur in 2 Fällen waren ebensolche Herde in mäßigen Mengen vorhanden. Fall 35 ist dadurch bemerkenswert, daß irgendwelche tuberkulöse Veränderungen im Uterus nicht vorhanden waren, daß dagegen nur die r. Tube sich als verdickt und in starre Windungen gelegt erwies, ohne daß pathologischer Inhalt vorhanden gewesen wäre. Es wurden somit in allen Fällen mit geschlossener Cervix nur *vereinzelte* tuberkulöse Herde auf der Uterusschleimhaut nachgewiesen, während bei den Tieren mit einer *stärkeren* Infektion der Schleimhaut das Orificium geöffnet war. Pathologischer Inhalt war im Uterus in keinem Falle nachweisbar.

Von den 14 Fällen des 2. Stadien war das Orificium 3 mal = 21,4% geschlossen und 11 mal = 78,6% offen; die 3 ersteren Fälle betrafen Tiere mit vereinzelten bis zahlreichen erbsengroßen verkästen Herden ohne Bildung von Geschwüren; in einem Falle war lediglich die r. Tube erkrankt, welche bleistiftdick war und in deren Wand erbsengroße verkalkte Herde saßen. Die 11 letzten Fälle zeichnen sich dadurch aus, daß alle bis auf einen tuberkulöse Herde verschiedener Größe zeigten, deren Scheitel geschwürig zerfallen war. Lediglich Fall 111 wies in der Spitze des linken Hornes Konglomerate von erbsengroßen verkästen Herden ohne Geschwürsbildung auf.

Die 37 Fälle der 3 Stadiums, von denen 15 = 40,5% geschlossen und 22 = 59,5% offene Cervix aufwiesen, zeigen ein sehr wechselndes Bild. Trotz geschlossener Cervix war in 4 Fällen eine mehr oder weniger große Menge schleimig-eitrigen Inhalts vorhanden. Bei 4 Tieren waren die im Uterus befindlichen tuberkulösen Herde geschwürig zerfallen. Die übrigen 7 Fälle waren durch das Vorhandensein zahlreicher stecknadelkopfgroßer Herde, die teilweise zu ausgebreiteten Konglomeraten zusammengeflossen waren, gekennzeichnet.

Von den 22 Tieren dieser Rubrik mit offener Cervix zeigten 8 = 36,4% pathologischen Inhalt in verschiedener Menge. Bei 2 dieser Tiere waren die vorhandenen tuberkulösen Herde gleichzeitig geschwürig zerfallen, bei weiteren 5 Tieren war lediglich diese Form der offenen Genitaltuberkulose vorhanden. Bei den übrigen 9 Tieren waren auf der Schleimhaut mäßig viel bis unzählige verkalkte tuberkulöse Herde von Stecknadelkopf- bis Markstückgröße vorhanden.

Irgendeine Gesetzmäßigkeit läßt sich in den dem 3. Stadium angehörenden Fällen von Genitaltuberkulose in bezug auf das Verhalten des Orificium externum nicht erkennen.

Aus dem Verhalten des Orificium externum lassen sich bestimmte Schlüsse für das Vorhandensein von Tuberkulose nicht ziehen, da einerseits bei minimaler Tuberkulose das Orificium geöffnet, andererseits bei hochgradiger Tuberkulose, selbst bei pathologischem Inhalt und geschwürigem Zerfall der Tuberkel die Cervix normal sein kann. Auch aus den Prozentzahlen lassen sich keine brauchbaren Folgerungen ziehen, denn

von 25 Fällen I. Grades war das Orificium geschlossen in 48%, offen in 52%.
Von 14 Fällen II. Grades war das Orificium geschlossen in 21,4%, offen in 78,6%.
Von 37 Fällen III. Grades war das Orificium geschlossen in 40,5%, often in 59,5%.

Einer weiteren auffälligen Tatsache sei hier Erwähnung getan. Bei allen Untersuchungen der mit Tuberkulose behafteten Tuben fiel auf, daß der uterine Abschnitt derselben auf ca. 5 cm Länge fast nie makroskopisch erkennbare Veränderungen zeigte. Die Erscheinung trat selbst in Fällen zutage, bei denen das betreffende Uterushorn bis in die äußerste Spitze schwerste tuberkulöse Veränderung nicht nur der Schleimhaut, sondern auch der Wand zeigte und bei denen das abdominale Ende der Tuben gleichzeitig starke Verdickung der Wand und Eiteransammlung im Lumen aufwies. Es scheint also, als ob dieser Teil der Tuben einer Infektion besonders schwer zugängig sei.

Über die Entstehung der Genitaltuberkulose bei den Rindern mit generalisierter Tuberkulose können aus den pathologisch-anatomischen Veränderungen sichere Schlüsse nicht gezogen werden. Naturgemäß liegt der Gedanke nahe, daß in diesen Fällen die Infektion auf dem Blutwege erfolgt ist, jedoch spricht der pathologisch-anatomische Befund bei weitem nicht in allen Fällen für diesen Infektionsmodus. Er dürfte in den Fällen in Betracht kommen, in denen die Schleimhaut mit unzähligen gleichaltrigen Herden bedeckt ist, oder in denen die Wand selbst, also Submucosa und Muscularis, mehr oder weniger stark in Mitleidenschaft gezogen ist. Besonders instruktiv in dieser Beziehung sind die Fälle, in denen bei generalisierter Tuberkulose Veränderungen am Peritoneum fehlen. Dies ist 10 mal vorgekommen. Bei 4 dieser Tiere konnte der eben skizzierte Befund erhoben werden, so daß diese 4 Fälle wohl zweifelsohne auf eine hämatogene Infektion zurückgeführt werden können. Jedoch müssen auch die übrigen Fälle als hämatogen oder lymphogen entstanden angesehen werden, trotzdem der Sektionsbefund das Vorhandensein nur weniger Herde von ungleichem Alter ergab (chronische allgemeine Tuberkulose). Denn ein Übergreifen des tuberkulösen Prozesses von der Bauchhöhle auf den Genitaltraktus kann bei dem Fehlen von entsprechenden Veränderungen auf dem Bauchfell ausgeschlossen werden. Allerdings ist es auffällig, daß bei 4 von diesen Fällen die *Gartner*schen Gänge tuberkulös affiziert waren.

Hier könnte die Möglichkeit vorliegen, daß es sich um eine ascendierende Tuberkulose handelt, die also, von der Scheide ausgehend, die Schleimhaut des übrigen Genitaltraktus ergriffen hat, wenn auch die Wahrscheinlichkeit nicht dafür spricht.

Bei der größten Mehrzahl der in dieser Rubrik vereinigten Rinder dürfte es sich bei den Veränderungen des Genitaltraktus um sekundäre Tuberkulose handeln, die entweder auf dem Wege der Blut- oder Lymphbahn, oder aber durch Infektion vom erkrankten Bauchfell aus entstanden ist.

Zusammenfassung.

1. Der größte Teil der Rinder mit generalisierter Tuberkulose ist gleichzeitig mit Tuberkulose des Genitaltraktus behaftet. Der Prozentsatz betrug bei meinen Untersuchungen 84,5%.

2. Ist bei generalisierter Tuberkulose neben dem Genitale auch das Peritoneum erkrankt, so ist stets der Uterus mit ergriffen, während die Tuben in ca. $1/4$ der Fälle nicht tuberkulös verändert sind.

3. Die Genitaltuberkulose bei Rindern mit generalisierter Tuberkulose ist als sekundäres Leiden aufzufassen, wobei der Genitaltraktus in der Hauptsache hämatogen infiziert wird. Trotz der Generalisation der Tuberkulose sprachen die pathologisch-anatomischen Veränderungen bei einer großen Zahl der Fälle für eine sekundäre vom Bauchfell her per continuitatem entstandene Tuberkulose. Gegen diesen Infektionsmodus spricht auch nicht der Umstand, daß ein großer Teil der Eileiter trotz Vorhandenseins von Peritonealtuberkulose keine makroskopisch sichtbaren Veränderungen aufwies, da die Schleimhaut der Tuben, besonders deren uterines Ende, relativ widerstandsfähig gegen eine Infektion mit Tuberkelbacillen zu sein scheint.

4. Klinisch feststellbar ist nur ein Teil der Genitaltuberkulose. Er umfaßt diejenigen Fälle, in denen entweder im Uterus weiter vorgeschrittene Verkalkungen unter Zusammenfließen einzelner Herde zu Konglomeraten vorhanden sind, oder die Tuben starre, unnachgiebige Rohre von mehr oder weniger großer Dicke bilden.

5. Der Zustand des Orificium externum läßt sich für die Diagnose der Genitaltuberkulose nicht verwerten, da selbst bei stärkerer Tuberkulose, die zur Bildung von Geschwüren und einer mehr oder weniger großen Menge Exsudat geführt hat, das Orificium geschlossen sein kann.

Die *zweite große Gruppe* umfaßt diejenigen Fälle, bei denen offene Lungentuberkulose vorhanden ist.

2a) Offene Lungentuberkulose ohne Genitaltuberkulose.

Als offene Lungentuberkulose bezeichnet man diejenige Form, bei der in der Lunge das Vorhandensein tuberkulöser Herde, die in offener

Verbindung mit den Bronchien oder deren Verzweigungen steht, ermittelt wird, oder wenn sich tuberkulöse Veränderungen im Bronchialbaum selbst finden, so daß also Tuberkelbacillen an die Außenwelt abgegeben werden können.

Von den untersuchten 157 Tieren waren 49 = 31,2% mit offener Lungentuberkulose behaftet. 21 = 42,9% dieser Tiere hatten nur Veränderungen in den Lungen, ohne daß Genitaltuberkulose vorhanden war. 3 Uteri waren trächtig ohne tuberkulöse Erkrankung.

5 der hier in Betracht kommenden Fälle zeigten tuberkulöse Veränderungen des Peritoneums. In keinem Falle waren diese Veränderungen vom Bauchfell nach dem Genitaltraktus vorgeschritten. Im allgemeinen handelte es sich allerdings um geringfügige fibrinöse Auflagerungen; lediglich in einem Falle waren vereinzelte blumenkohlartige Wucherungen vorhanden. Das Orificium war in 2 Fällen geöffnet, ohne daß pathologisch-anatomische Veränderungen im Cervikalkanal festzustellen gewesen wären.

Zusammenfassung.

Besteht bei weiblichen Rindern offene Lungentuberkulose, so ist ein relativ großer Prozentsatz der Tiere frei von Tuberkulose des Genitalapparates. Er beträgt nach meinen Untersuchungen 42,9%.

2b) Offene Lungentuberkulose mit Genitaltuberkulose.

Genitaltuberkulose war bei 28 = 57,1 % der Rinder mit offener Lungentuberkulose vorhanden.

Veränderungen an der Scheidenschleimhaut, im Cervikalkanal und an den Ovarien waren in keinem Falle nachzuweisen. 3 mal fand sich Schleim auf der Scheidenschleimhaut, das eine Mal mit Eiterflocken vermengt. In keinem Falle wurden durch mikroskopische Untersuchung Tuberkelbacillen nachgewiesen.

Den größten Erkrankungsprozentsatz zeigte, wie auch bei der generalisierten Tuberkulose, das linke Uterushorn mit 28 Fällen = 100%. Dann folgt das rechte Horn mit 26 Fällen = 92,9%, das Corpus uteri mit 25 Fällen = 89,3%. Das Peritoneum war bei 15 Rindern 53,6% und die *Gartner*schen Gänge in 7 Fällen = 26,1% erkrankt.

Ein Rind zeigte bei Erkrankung des Peritoneums gleichzeitig Uterustuberkulose, während die dazwischenliegenden Tuben makroskopisch erkennbare tuberkulöse Erkrankungen nicht aufwiesen. Durch die vorgenommene histologische Untersuchung konnte der Nachweis erbracht werden, daß geringgradige, makroskopisch nicht erkennbare Tuberkulose vorhanden war. Dasselbe konnte festgestellt werden bei Fall 30. Der Prozentsatz der erkrankten Tuben einschließlich der beiden eben erwähnten Fälle betrug 64,3% = 18 Tiere.

Teilt man die 28 Fälle der Rinder mit offener Lungentuberkulose bei gleichzeitigem Vorhandensein von Genitaltuberkulose in die oben erwähnten 3 Gruppen ein, so umfaßt

die Gruppe I . . . . 12 Fälle
„ „ II . . . . 6 „
„ „ III . . . . 10 „

Von den 12 Fällen der Veränderungen 1. Grades war das Orificium externum 8 mal = 66,6%, geschlossen und 4 mal = 33,4% offen.

Die 8 ersteren Fälle weisen vereinzelte bis zahlreiche submiliare und stecknadelkopfgroße frische Herde auf. In 2 Fällen war pathologischer Inhalt vorhanden. Ebensolche Veränderungen auf der Uterusschleimhaut zeigten die 4 Tiere mit offenem Cervix, nur daß bei keinem derselben Schleim oder Eiteransammlung im Cavum uteri nachweisbar war. Klinisch feststellbar wären die Veränderungen in keinem Fall gewesen.

3 Rinder mit uterustuberkulösen Veränderungen 2. Grades besaßen ein geschlossenes Orificium, trotzdem bei einem Tier die Tuberkel geschwürigen Zerfall zeigten. Von den 3 Tieren mit offener Cervix wiesen 2 pathologischen Inhalt in der Uterushöhle auf, wobei 1 Tier außerdem geschwürigen Zerfall der tuberkulösen Herde zeigte. Die klinische Feststellung wäre möglich gewesen bei 4 Tieren, deren Uteri sich durch eine starke Verdickung der Wand auszeichneten. Die dem 3. Stadium angehörenden Uteri zeigten die für diese Gruppe typischen Veränderungen, wobei ein grundlegender Unterschied zwischen den Tieren mit offener und geschlossener Cervix nicht zu konstatieren war. Pathologischer Inhalt zeigte sich in je einem Falle von geschlossenem und offenem Orificium. Von den 6 Uteri mit offener Cervix zeigten 3 tuberkulöse Veränderungen mit geschwürigem Zerfall, während dies bei den geschlossenen Uteri nicht der Fall war. Auch bei den Rindern, deren tuberkulöse Erkrankung in den Genitalorganen bereits weit vorgeschritten war, hätte intra vitam durch klinische Untersuchung nur bei einem ganz geringen Prozentsatz Genitaltuberkulose festgestellt werden können; die bei weitem größte Zahl der Tiere (unter 10 Tieren 9) wäre der klinischen Feststellung entgangen.

Auch bei den Rindern mit offener Lungentuberkulose ist die Beschaffenheit des Orificium externum als Hilfsmittel zur Diagnose der Genitaltuberkulose nicht zu verwerten.

Was die Entstehung der Genitaltuberkulose bei den Rindern mit offener Lungentuberkulose betrifft, so spricht der Befund bei allen Tieren dafür, daß es sich um ein Leiden sekundärer Natur handelt. Ein Beweis dafür, daß eine ascendierende Tuberkulose als Infektionsmodus in Betracht kommt, konnte nicht erbracht werden, wenn auch hier in 4 Fällen eine tuberkulöse Erkrankung der *Gartner*schen Gänge ohne Peritonealtuberkulose vorhanden war. Jedenfalls spricht der pathologisch-anatomische Befund in allen Fällen für eine Infektion auf anderem Wege. In den 15 Fällen von Peritonealtuberkulose wäre ein Übergreifen des Prozesses auf die Schleimhaut des Genitaltraktus leicht zu verstehen, es spricht aber der pathologisch-anatomische Befund bei der Mehrzahl dieser Fälle *für* eine hämatogene Infektion. Es dürfte daher die Infektion des Genitaltraktus durch die Blutbahn ein bei weitem häufigeres Vorkommen sein, als bisher angenommen wurde. Außer der Entstehung auf dem Wege der Blutbahn muß bei einer großen Zahl der Fälle eine Infektion vom Bauchfell aus (descendierend) angenommen werden.

Zusammenfassung.

1. Besteht bei weiblichen Rindern offene Lungentuberkulose, so ist in 57,1% gleichzeitig Tuberkulose der weiblichen Geschlechtsorgane vorhanden.

2. Ebenso wie bei den Rindern mit generalisierter Tuberkulose ist auch bei Rindern mit offener Lungentuberkulose das *linke* Uterushorn am meisten erkrankt.

3. Auch bei den Rindern dieser Rubrik dürfte die Tuberkulose der weiblichen Geschlechtsorgane sekundärer Natur sein, die Infektion erfolgt entweder hämatogen oder aber descendierend vom Bauchfell aus.

4. Nur ein geringer Bruchteil der tuberkulösen Veränderungen ist klinisch per rectum palpierbar.

5. Die Beschaffenheit des äußeren Muttermundes ist zur klinischen Diagnose der Tuberkulose des weiblichen Geschlechtsapparates nicht verwertbar.

3a) Lungentuberkulose ohne Gebärmuttertuberkulose.

Die *dritte Gruppe* umfaßt diejenigen Fälle, bei denen tuberkulöse Veränderungen in den Lungen vorkommen, die aber im Gegensatz zur 2. Gruppe mit den Bronchien nicht in Verbindung stehen.

Von den 157 untersuchten Tieren litten 15 an Lungentuberkulose. Von diesen waren nur 2 frei von Genitaltuberkulose, während 13 gleichzeitig hieran litten.

3b) Lungentuberkulose mit Gebärmuttertuberkulose.

Veränderungen an den Ovarien und an der Scheidenschleimhaut sowie an der Cervicalschleimhaut waren auch hier nicht vorhanden.

Den größten Erkrankungsprozentsatz zeigten hier Corpus uteri und rechtes Horn (13 mal = 100%), während in der 1. und 2. Gruppe das linke Horn am stärksten erkrankt war. Das linke Horn war hier 12 mal erkrankt = 93,3%. Das Peritoneum zeigte 10 mal = 76,9% und die *Gartner*schen Gänge 5 mal = 33,3% tuberkulöse Veränderungen. Peritonealtuberkulose war jedesmal mit Uterustuberkulose verbunden. In

6 Fällen = 46,1% war bei Erkrankung des Peritoneums der Uterus tuberkulös, während die dazwischenliegenden Tuben frei von makroskopisch erkennbaren tuberkulösen Veränderungen waren. Bei diesen Tieren wurden verschiedene Abschnitte der Tuben histologisch untersucht, wobei sich herausstellte, daß die Schleimhaut der Tuben zweier Tiere beginnende Tuberkulose im Sinne der auf S. 194—196 gegebenen Mikrophotogramme zeigte. In 3 Fällen = 23% war das Peritoneum nicht erkrankt, trotzdem gleichzeitig Tuberkulose des Uterus und in 2 Fällen = 15,3% auch Tuberkulose der Tuben bestand. Die Tuben waren 8 mal = 61,5% erkrankt; jedoch war nur 6 mal makroskopisch Tuberkulose zu erkennen. Die Tuben waren federkiel-bleistift-kleinfinger- und fingerstark. Dabei konnte die Beobachtung, daß das uterine Ende der Tuben selbst bei hochgradiger Tuberkulose des übrigen Teils des Oviducts nur wenig oder gar nicht erkrankt, wiederum gemacht werden. In einem Falle war das uterine Ende beider Tuben, in einem anderen Falle die rechte Tube auf 5 cm, die linke auf 3 cm makroskopisch nicht verändert. Von da an trat in beiden Fällen eine mehr oder weniger starke Verdickung ein.

Die Serosa des Genitaltraktus war 4 mal = 30,7% erkrankt, in 3 = 23% Fällen bestand gleichzeitig Peritonealtuberkulose. In dem Falle ohne Peritonealtuberkulose ist wohl anzunehmen, daß der tuberkulöse Prozeß von den erkrankten Tuben auf die Serosa übergetreten ist. Die Annahme ist um so mehr gerechtfertigt, als es sich in diesem Falle um eine außerordentlich schwere Infektion des Genitaltraktus handelte, die bis zur Ampulle vorgeschritten war, und die bereits intra vitam ermittelt worden war, während die Veränderungen in der Lunge nur ganz minimaler Natur waren.

Die *Gartner*schen Gänge waren 5 mal = 33,3% erkrankt, jedesmal bestand gleichzeitig Tuberkulose des Uterus.

Tuberkulöse Veränderungen 1. Grades konnten in 8 Fällen, 2. Grades bei 1 Tier festgestellt werden, während bei den übrigen 4 Tieren Tuberkulose 3. Grades vorhanden war.

Die 8 Tiere mit Veränderungen 1. Grades zeigten meistens vereinzelte miliare bis stecknadelkopfgroße verkäste Knötchen, die leicht über die Oberfläche hervorragten, nur bei einem Tier waren solche Herde in großer Anzahl vorhanden. Bei letzterem dürfte durch die tuberkulösen Veränderungen wohl die physiologische Tätigkeit der Uterusschleimhaut beeinträchtigt gewesen sein, während bei den übrigen Fällen die Einbettung des Eies theoretisch nicht behindert war. Auch bei den in dieser Rubrik vereinigten Tieren war nur in einem ganz geringen Prozentsatz (von 8 Tieren nur 1) pathologischer Inhalt im Uterus vorhanden. Gleichzeitig war bei diesem das Orificium offen, während es bei den übrigen sich als geschlossen erwies. Klinisch feststellbar war Fall 136, bei dem zwar nicht der Uterus, wohl aber die Tuben deutlich palpierbar erkrankt waren. 1 Tier, bei dem das Orificium geöffnet war, zeigte Veränderungen 2. Grades. Es waren bis linsengroße verkäste Herde, die besonders zahlreich an der Spitze beider Hörner saßen, vorhanden. Einem geübten Untersucher wären diese Veränderungen bei der rectalen Prüfung wohl kaum entgangen, besonders da auch die Tuben bleistiftstark waren.

Dem 3. Stadium tuberkulöser Genitalveränderungen gehörten 3 Tiere an, von denen 2 geschlossene, eines offene Cervix zeigten. Auffällig ist, daß von den beiden Tieren mit geschlossener Cervix eins im Cavum uteri pathologischen Inhalt (größere Menge zähen, hellgelbbräunlichen Schleimes, der mit dicken weißgelblichen Eiterflocken durchmengt war) zeigte, während die tuberkulösen Veränderungen des 2. Tieres geschwürig zerfallen waren. Das Tier mit offener Cervix dagegen wies auf der Uterusschleimhaut zahlreiche verkäste und verkalkte Knötchen verschiedener Größe auf, ohne daß pathologischer Inhalt im Cavum oder geschwüriger Zerfall der Knötchen zu ermitteln gewesen wäre. Klinisch feststellbar waren alle 3 Fälle.

Die Infektion des Genitaltraktus dürfte in den 10 Fällen von Peritoneal- bzw. Serosentuberkulose von diesen beiden serösen Häuten aus erfolgt sein. Der Weg der Infektion der beiden übrigen Fälle dürfte nicht leicht zu erklären sein. In Fall 108 war Tuberkulose der *Gartner*schen Gänge vorhanden, so daß die Möglichkeit einer ascendierenden Tuberkulose von der Scheide aus als möglich bezeichnet werden muß. Bei dem übrigbleibenden Tier 136 war dies nicht der Fall. Hier waren im Lungengewebe miliare bis haselnußgroße Herde vorhanden, so daß bei diesem Tier mit der Möglichkeit einer hämatogenen Infektion gerechnet werden muß, da eine Erkrankung vom Bauchfell aus ausgeschlossen werden kann.

Zusammenfassung.

1. Der größte Teil der Rinder mit Lungentuberkulose, bei der die tuberkulösen Veränderungen mit der Außenwelt nicht in Verbindung stehen, leidet gleichzeitig an Genitaltuberkulose. Der Prozentsatz beträgt bei meinen Untersuchungen 86,7%.

2. Ist bei Lungentuberkulose mit dem Genitale gleichzeitig das Peritoneum erkrankt, so scheint auch stets der Uterus ergriffen zu werden, während die Tuben nur bei 61,5% der Fälle erkrankt sind.

3. Bei Rindern, die an geschlossener Lungentuberkulose und gleichzeitig an Genitaltuberkulose leiden, ist das Bauchfell in 23,1% nicht erkrankt.

4. Die Genitaltuberkulose bei Rindern mit geschlossener Lungentuberkulose dürfte in den meisten Fällen als eine vom Bauchfell her entstandene sekundäre Krankheit aufzufassen sein.

5. Klinisch feststellbar ist nur ein geringer Bruchteil von Uterus- bzw. Tubentuberkulose.

6. Auch bei den Rindern mit geschlossener Lungentuberkulose läßt sich der Zustand des Orificium externum zur Diagnose der Genitaltuberkulose nicht verwerten.

4. Genitaltuberkulose ohne Beteiligung der Lungen.

Zum Schlusse wurden Rinder untersucht, die, ohne Lungentuberkulose oder sonstige tuberkulöse Organerkrankungen zu zeigen, an Genitaltuberkulose litten.

Von den 157 untersuchten Rindern konnten nicht mehr als 4 solcher Tiere ermittelt werden, trotzdem auf sie besonderes Augenmerk gerichtet wurde. Dies spricht wohl dafür, daß bei den auf dem Kieler Schlachthofe geschlachteten Tieren Genitaltuberkulose ohne Beteiligung anderer Organe ein äußerst seltenes Vorkommnis ist. In allen 4 Fällen waren Corpus uteri und beide Hörner erkrankt, während die Tuben in 2 Fällen makroskopisch keine Veränderungen zeigten. Bei der histologischen Untersuchung der Tuben ergab sich, daß bei einem Tiere (Fall 45) mikroskopisch nachweisbare tuberkulöse Veränderungen vorhanden waren.

3 dieser Rinder zeigten Veränderungen 1. Grades, während der 4. Fall zur Gruppe der Tuberkulose 3. Grades gehörte.

Besonderes Interesse beansprucht Fall 114. Bei diesem Tiere waren in keinem Organ, sowie auch auf keiner der serösen Häute irgendwelche tuberkulösen Veränderungen nachzuweisen. An pathologisch-anatomischen Veränderungen konnten lediglich 3 miliare glasige Herde gefunden werden, die auf Corpus uteri und beide Hörner verteilt waren. Da in 2 derselben durch mikroskopische Untersuchung Tuberkelbacillen nicht ermittelt werden konnten, wurde der 3. Herd an 1 Meerschweinchen intramuskulär verimpft, das nach 4 Wochen eine positive Reaktion zeigte. Tuben und *Gartner*sche Gänge erwiesen sich ebenfalls frei von tuberkulösen Veränderungen.

Für die Entstehung der Gebärmuttertuberkulose läßt sich in diesem Falle eine Erklärung nicht geben. Wir können nur sagen, daß es sich um eine primäre Tuberkulose handelt, deren Ursprung nicht nachgegangen werden kann. Ob in den beiden Fällen von Peritonealtuberkulose ein Übergreifen des Prozesses vom Peritoneum auf den Genitaltraktus stattgefunden hat, läßt sich auf Grund des pathologisch-anatomischen Befundes nicht ermitteln, jedenfalls kann die Möglichkeit nicht von der Hand gewiesen werden.

Der letzte hierher gehörige Fall war durch das Vorhandensein von Tuberkulose der *Gartner*schen Gänge charakterisiert. Da hier Pleura- oder Serosentuberkulose nicht vorhanden war, muß evtl. an ein Aufsteigen der Tuberkulose von den *Gartner*schen Gängen aus gedacht werden.

Zusammenfassung.

1. Genitaltuberkulose ohne Beteiligung anderer Organe kann bei Schlachtrindern nur selten festgestellt werden. Bei meinen Untersuchungen war dies in 2,5% der Fälle zu beobachten.

2. Brauchbare Schlüsse auf die Entstehung der Genitaltuberkulose lassen sich aus der geringen Zahl von Fällen dieser Art nicht ziehen.

3. Primäre Tuberkulose der Geschlechtsorgane bei Rindern gehört in das Bereich der Möglichkeit, doch ist es ein sehr seltenes Vorkommen.

Prüfen wir alle 157 zur Untersuchung gelangten Fälle, so ist zunächst festzustellen, daß bei keinem der Tiere tuberkulöse Veränderungen der Scheide, der Cervicalschleimhaut und der Ovarien zu ermitteln waren.

Von den 153 mit Lungentuberkulose behafteten Rindern waren 116 = 75,8% gleichzeitig an Genitaltuberkulose erkrankt, während nur 37 = 24,2% frei waren.

Am häufigsten zeigte das linke Horn tuberkulöse Erkrankungen (111), während das rechte Horn 108 und das Corpus uteri 102 mal erkrankt war.

Peritonealtuberkulose war 90 mal, Tuberkulose des serösen Überzuges des Genitaltraktus nur 23 mal vorhanden, dabei war das Bauchfell allein 70 mal, der seröse Überzug des Genitaltraktus allein 3 mal und beides gleichzeitig 20 mal erkrankt.

Makroskopisch erkennbare tuberkulöse Veränderungen der Tuben waren bei 70 Rindern vorhanden. Die unter bestimmten Voraussetzungen vorgenommene histologische Untersuchung dieser Organe ergab bei 9 Tieren beginnende, nur mikroskopisch feststellbare Tuberkulose, so daß insgesamt 79 Tuben tuberkulöse Veränderungen aufwiesen. Bei einer sehr großen Zahl der erkrankten Tuben konnte beobachtet werden, daß der uterine Abschnitt in einer Länge von 3 bis 5 cm unverändert war, selbst wenn Isthmus und Ampulle hochgradige Veränderungen zeigten. Einen relativ großen Prozentsatz tuberkulöser Erkrankung zeigten auch die *Gartner*schen Gänge mit 45 = 29,4% der Fälle. Alle Rinder, bei denen Tuberkulose der *Gartner*schen Gänge ermittelt wurde, wiesen auch mehr oder weniger schwere tuberkulöse Erkrankungen der übrigen Geschlechtsorgane auf. Klinisch feststellbar durch rectale Untersuchung war die Genitaltuberkulose bei 31 dieser Tiere, so daß 14 Tiere, bei denen die tuberkulösen Veränderungen der Untersuchung per rectum entgangen wären, durch Besichtigung der Vagina als tuberkulös hätten ermittelt werden können. Es empfiehlt sich daher, bei Tuberkulose- bzw. Sterilitätsuntersuchungen eine vaginale Prüfung auf Tuberkulose der *Gartner*schen Gänge vorzunehmen.

Irgendwelche grundlegenden Unterschiede in bezug auf den Grad der Uteruserkrankungen konnte zwischen den 3 großen Gruppen nicht festgestellt werden.

Erkrankungen 1. Grades zeigten:

Von Gruppe 1 (generalisierte Tuberkulose) . . . . . 26 Fälle = 34,2%
„   „   2 (offene Lungentuberkulose) . . . . . 12 „ = 42,8%
„   „   3 (nicht offene Lungentuberkulose) . . 8 „ = 66,7%

Erkrankungen 2. Grades:

   Von Gruppe 1 3 Fälle = 17,1%
   „   „   2 6 „ = 21,5%
   „   „   3 1 Fall = 8,3%

Erkrankungen 3. Grades:

   Von Gruppe 1 37 Fälle = 48,7%
   „   „   2 10 „ = 35,7%
   „   „   3 3 „ = 25,0%

Bemerkenswert ist, daß in allen 3 Gruppen die Erkrankungen 2. Grades in bei weitem geringster Zahl festzustellen waren, und daß die Erkrankungen 3. Grades bei den Tieren mit generalisierter Tuberkulose relativ häufiger zu beobachten waren, als bei Tieren, die lediglich an Lungentuberkulose litten. Im übrigen waren gleichschwere Veränderungen sowohl bei Rindern mit generalisierter Tuberkulose als auch bei Tieren, die lediglich an Lungentuberkulose erkrankt waren, vorhanden.

Die Zahl der klinisch feststellbaren Formen war am größten bei den Rindern mit generalisierter Tuberkulose (36 Fälle = 7,2%), bei offener Lungentuberkulose betrug die Zahl 5 = 21,4%. Sie war verhältnismäßig groß bei den übrigen Tieren mit Lungentuberkulose, nämlich 30,8%.

Bei einer großen Zahl der Fälle dürfte der Genitaltraktus vom Peritoneum aus infiziert worden sein. Bei der Mehrzahl der Fälle sprechen die pathologisch-anatomischen Veränderungen für eine hämatogene Infektion, während die ascendierende Tuberkulose außerordentlich selten zu beobachten ist.

Das Verhalten des Orificium externum zu den tuberkulösen Veränderungen innerhalb des Genitaltraktus wird durch folgende Zahlen beleuchtet.

Bei den Erkrankungen 1. Grades war das Orificium der Rinder der

 Gruppe 1 (generalisierte Tuberkulose) geschlossen 12 mal = 48%; offen 13 mal = 52%.

 Gruppe 2 (offene Lungentuberkulose) geschlossen 8 mal = 66,6%; offen 4 mal = 33,4%.

 Gruppe 3 (geschlossene Lungentuberkulose) geschlossen 7 mal = 87,5%; offen 1 mal = 12,5%.

Bei Erkrankungen 2. Grades:
Gruppe 1 geschlossen 3 mal = 21,4%; offen 11 mal = 87,6%
„ 2 „ 3 „ = 50,0%; „ 3 „ = 50,0%
„ 3 „ 0 „ = 0%; „ 1 „ = 100%

Bei Erkrankungen 3. Grades:
Gruppe 1 geschlossen 15 mal = 40,5%; offen 22 mal = 59,5%
„ 2 „ 4 „ = 40,0%; „ 6 „ = 60,0%
„ 3 „ 2 „ = 66,0%; „ 1 „ = 33,0%.

Das Orificium externum ist mithin bei Rindern mit Genitaltuberkulose 3. Grades in einem größeren Prozentsatz der Fälle geöffnet, als bei Tieren, die an Uterustuberkulose 1. Grades leiden. Irgendwelcher diagnostischer Wert läßt sich aus diesen Feststellungen nicht herleiten.

Zusammenfassung.

1. Der größte Teil der an Lungentuberkulose leidenden Rinder ist gleichzeitig mit Tuberkulose des Genitaltraktus behaftet. Der Prozentsatz beträgt nach meinen Untersuchungen 75,8%.

2. Der Prozentsatz der an Genitaltuberkulose ohne Beteiligung der übrigen Organe leidenden Rinder ist außerordentlich gering, er betrug in meinen Untersuchungen 2,5%.

3. Eine nicht unerhebliche Zahl von Rindern, die an geschlossener Lungentuberkulose leidet, ist mit Gebärmuttertuberkulose behaftet. Von 15 Rindern war dies bei 13 = 86,7% der Fall.

4. Ist bei Rindern mit generalisierter oder Lungentuberkulose das Bauchfell erkrankt, so finden sich auch stets tuberkulöse Veränderungen im Uterus, während die Tuben in einer relativ großen Anzahl nicht betroffen sind. Der Prozentsatz betrug bei meinen Untersuchungen 17,8% (28 Fälle). Demnach setzt die Tubenschleimhaut dem Eindringen der Tuberkelbacillen einen größeren Widerstand entgegen. Ein weiterer Grund für den geringeren Prozentsatz der Tubenerkrankung dürfte in der starken Flimmerbewegung des Tubenepithels liegen.

5. Klinisch feststellbar war nur der kleinere Teil der Genitaltuberkulosen; am größten war der Prozentsatz bei den Tieren mit generalisierter Tuberkulose. Ist die klinisch leicht feststellbare Tuberkulose der *Gartner*schen Gänge vorhanden, so ist begründeter Verdacht vorhanden, daß auch Tuberkulose des inneren Genitaltraktus vorliegt. Das Verhalten des Orificium externum läßt sich zur Diagnose der Tuberkulose der weiblichen inneren Genitalien nicht verwerten.

6. Die Entstehung der Tuberkulose des weiblichen Genitaltraktus erfolgt entweder auf dem Wege des Blutstroms oder descendierend vom Bauchfell aus. Sie ist gewöhnlich sekundär. Eine ascendierende oder primäre Genitaltuberkulose scheint beim Rinde außerordentlich selten vorzukommen.

Schlußfolgerung.

Wenn auch das alleinige Bestehen einer Genitaltuberkulose beim weiblichen Rinde selten vorzukommen scheint, so muß doch damit gerechnet werden. Es ist deshalb zu empfehlen, gelegentlich der Tuberkulose- und Sterilitätsbekämpfung die Untersuchung auf Genitaltuberkulose in stärkerem Maße zu berücksichtigen, als es bisher geschehen ist. Es ist dies um so mehr am Platze, als ein großer Teil der Rinder, der lediglich an geschlossener Lungentuberkulose, die nach dem Reichsviehseuchengesetz nicht anzeigepflichtig ist, leidet, gleichzeitig an Gebärmuttertuberkulose erkrankt sein kann.

Es ist mir ein besonderes Bedürfnis, an dieser Stelle Herrn Dr. *Kiessig* für die Überweisung des Themas sowie für sein besonderes Entgegenkommen, wodurch es mir nur möglich war, die Arbeit während meiner dienstfreien Zeit anzufertigen, ebenso für die Ratschläge und Unterweisungen sowie für das Überlassen der Literatur meinen ganz besonderen Dank auszusprechen.

Literaturverzeichnis.

[1] *v. Ostertag*, Internat. Kongr. f. Rindviehzucht Haag. M. T. W. **24**. — [2] *v. Behring*, nach *Zwick* u. *Titze* im Handbuch der pathogenen Mikroorganismen von *Kolle-Wassermann*, „Die Tuberkulosebekämpfung der Haustiere und die Schutzimpfung gegen die Rindertuberkulose" Bd. V, S. 727—730 u. S. 737. — [3] *Koch, Schütz, Neufeld*. Ebenda. — [4] *Heymanns*, Ebenda. — [5] *Klimmer*, Ebenda. — [6] *Bang*, Ebenda. — [7] *v. Ostertag*, Ebenda. — [8] Jahresbericht des Tierseucheninstituts der Landwirtschaftskammer für die Provinz Schleswig-Holstein 1912 und 1913. — [9] *Rautmann, H.*, Die Rindertuberkulose-Bekämpfung in der Provinz Sachsen in den Jahren 1921—1923. — [10] *Lungwitz*, Einiges über Tuberkulose. Arch. f. wiss. u. prakt. Tierheilk. **23**, 49. — [11] *Augst*, Die Ursache der Sterilität. D. T. W. Bd. VI, S. 109. — [12] *Hess*, Uterustuberkulose. Schweiz. Arch. f. Tierheilk. **37**, 210. — [13] *v. Ostertag*, Örtliche und allgemeine Tuberkulose. Dieses Arch. 1888, S. 257. — [14] *Heymann, R.*, Die Zuverlässigkeit der Feststellung der offenen Tuberkulose des Rindes. Inaug.-Diss. Berlin 1922. — [15] *Vogt*, Eileitertuberkulose und Sterilität bei Rindern. D. T. W. 1925, 41. Jg., S. 97. — [16] *Schumann*, Feststellung der Gebärmuttertuberkulose bei Rindern. D. T. W. Jg. 32, 1924, Nr. 51, S. 775. — [17] *Johne*, Kochs Enzyklopädie für Tierheilkunde, zit. nach *Lungwitz*[10]). — [18] *Klepp*, Zeitschr. f. Fleisch- u. Milchhyg. 6. Jg., S. 189. — [19] *Riek*, Die Tuberkulose unter den Rindern auf dem Schlachthofe zu Leipzig in den Jahren 1888—1891. Arch. f. wiss. u. prakt. Tierheilk. **19**, 1. 1893. — [20] *De Bruin*, Metritis tuberculosa des Rindes und kongenitale Tuberkulose des Kalbes. B. T. W. 1901, S. 384. — [21] *Williams, W. L.*, Genitaltuberkulose bei Rindern. Americ. vet.-med. assoc. **53**, Ref. Vet.-Rev. **2**, 345. — [22] *Wall, S.*, Sieben Fälle von Gebärmuttertuberkulose der Kuh. Svenska Vet. Tidskr. **19**, 269; ref. nach Ellenberger-Schütz Jg. 1914, S. 47. — [23] *Brieg, A.*, Primäre Tuberkulose in den Geschlechtsorganen einer Färse. Maan. f. Dyrl. **30**, 1; ref. nach Ellenberger-Schütz Jg. 18, S. 29. — [24] *Mayfarth, G.*, Über Ovarialtuberkulose der Kuh. Inaug.-Diss. Leipzig 1907. — [25] *v. Ostertag*, Dtsch. Zeitschr. f. Tiermed. **14**, 275. — [26] *Kitt*, Lehrbuch der pathologischen Anatomie

Bd. I, S. 626, 2. Aufl. — [27] *Titze, C.*, Über den Verlauf der Rindertuberkulose. B. T. W. Jg. 1912, S. 89—101. — [28] *Fischer*, Ein Beitrag zur Histologie und Pathogenese der Uterus- und Eileitertuberkulose. Dtsch. Zeitschr. f. Tiermed. 8, 88. — [29] *Altenbrunn*, Zur Entstehung der Uterustuberkulose der Rinder. Inaug.-Diss. Berlin 1921. — [30] *Gottbrecht*, Die Formen der Uterustuberkulose des Rindes. Inaug.-Diss. Berlin 1922. — [31] *Ludolphs*. Zur Histologie der Uterustuberkulose des Rindes. Inaug.-Diss. Berlin 1922. — [32] *Hegar*, zit. nach *Kafka*[36]). — [33] *Veit*, Handbuch der Gynäkologie. 1907. 2. Aufl., S. 167. — [34] *Bauereisen*, Die Ausbreitungswege der Genitaltuberkulose. Arch. f. Gynäkol. **96**, 217. — [35] *v. Franqué*, zit. nach *Fischer*[28]). — [36] *Kafka*, Über die Genese der Tubentuberkulose. Arch. f. Gynäkol. **113**, 490. — [37] *Aschoff*, Pathologische Anatomie Bd. II Spezielle pathologische Anatomie, 4. Aufl., S. 660.

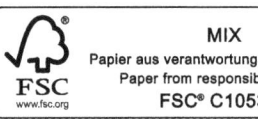

If you have any concerns about our products,
you can contact us on
ProductSafety@springernature.com

In case Publisher is established outside the EU,
the EU authorized representative is:
**Springer Nature Customer Service Center GmbH
Europaplatz 3, 69115 Heidelberg, Germany**

Printed by Libri Plureos GmbH
in Hamburg, Germany